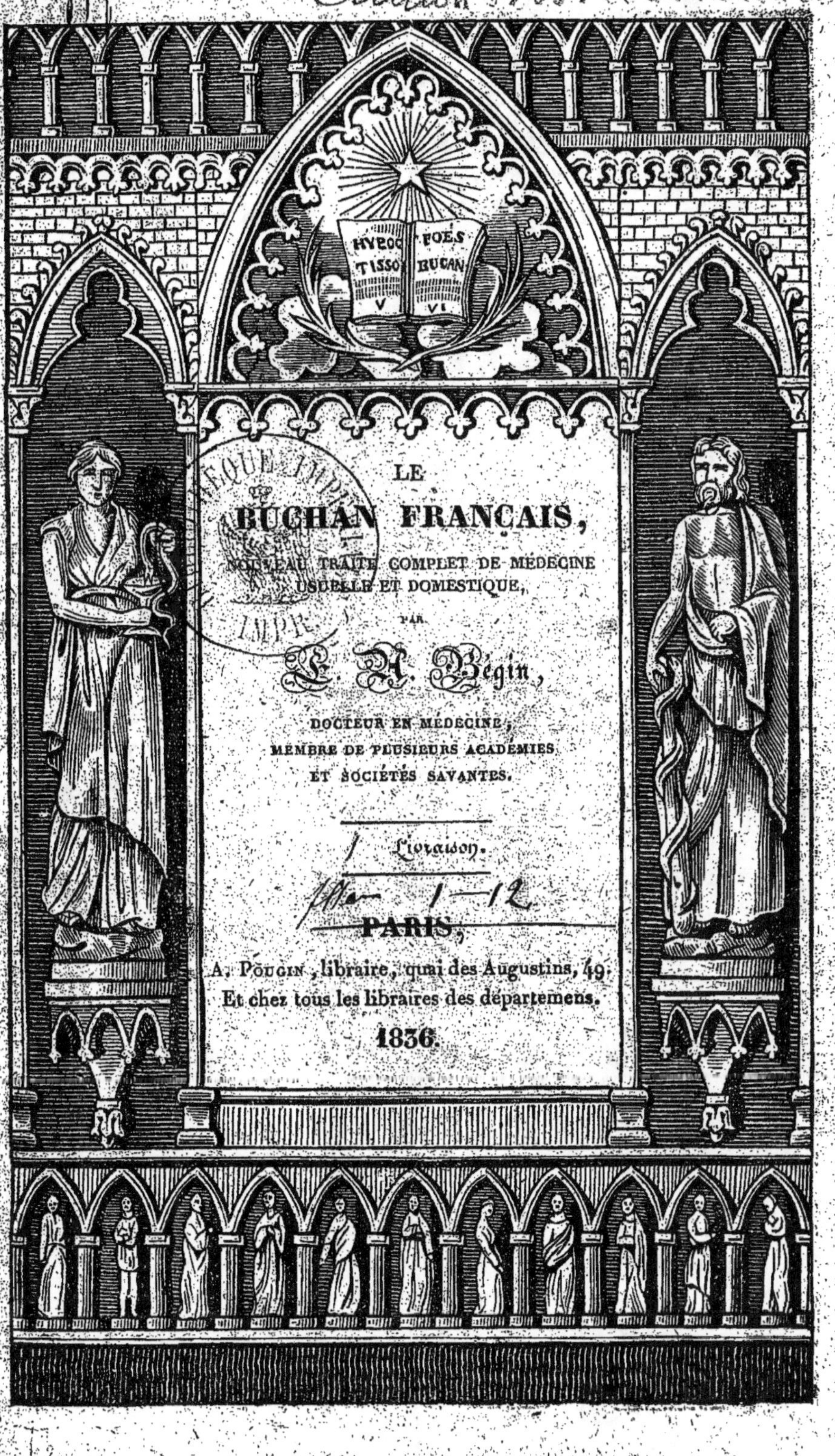

LE
BUCHAN FRANÇAIS,
NOUVEAU TRAITÉ COMPLET DE MÉDECINE
USUELLE ET DOMESTIQUE,

PAR

L. A. Bégin,

DOCTEUR EN MÉDECINE,
MEMBRE DE PLUSIEURS ACADÉMIES
ET SOCIÉTÉS SAVANTES.

Livraison.

PARIS,

A. Pougin, libraire, quai des Augustins, 49
Et chez tous les libraires des départemens.

1836.

Muscles superficiels de la face antérieure du corps.

Lith. de A. Faullée à Nancy

B.R

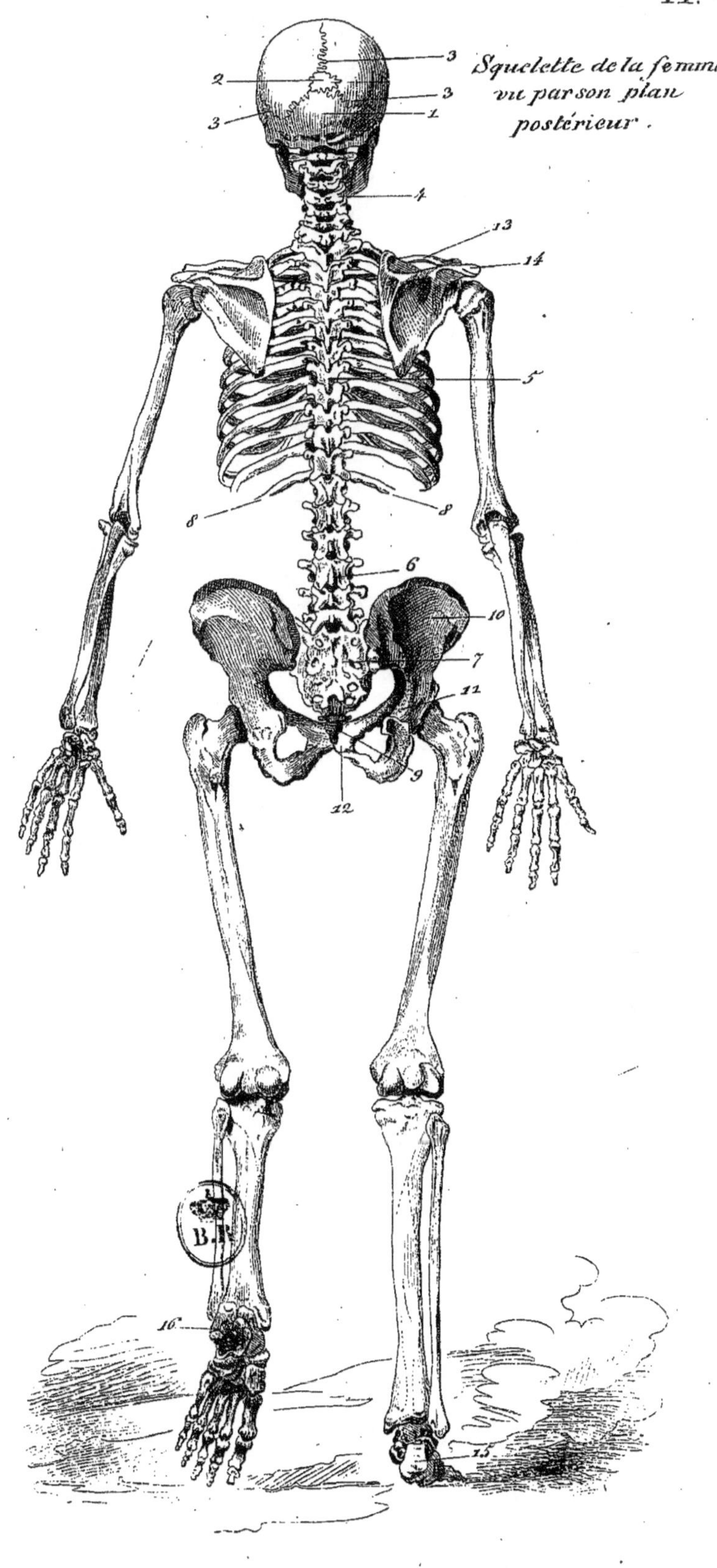
3
2
3
3
1
Squelette de la femme,
vu par son plan
postérieur.
4
13
14
5
8
8
6
10
7
11
9
12
16
15
B.R.

Pl: I
Squelette de l'homme vu par son plan antérieur.
B.R
Lith. de A. Pierdet à Nancy

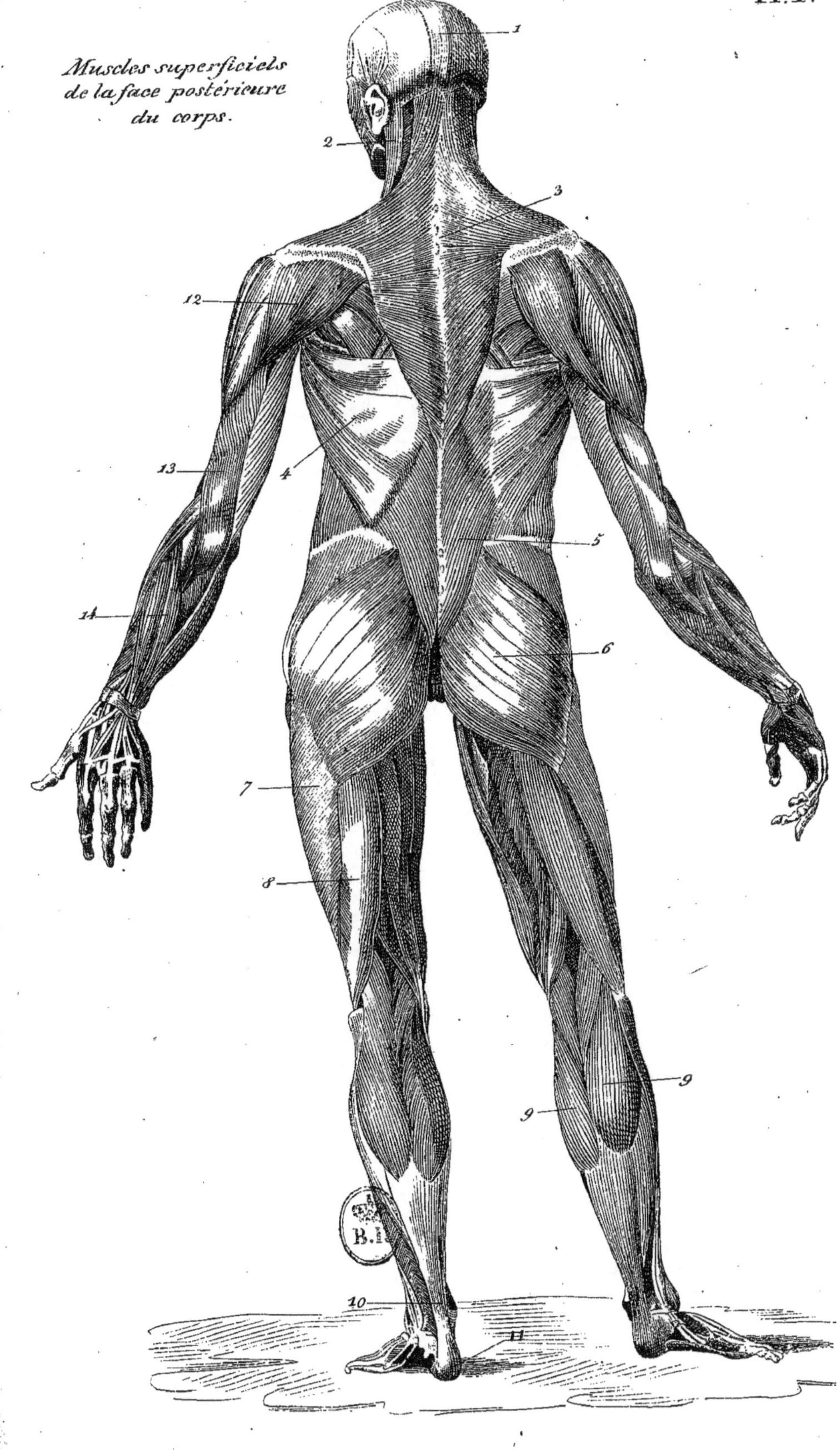

Muscles superficiels
de la face postérieure
du corps.
1
2
3
12
4
13
14
5
6
7
8
9
9
B.I
10
11

EXPLICATION DES PLANCHES.

PLANCHE Ire.

Squelette de l'homme.

1 Os frontal ou coronal.
2 Os pariétal droit.
3 Grande aîle du sphénoïde.
4 Os temporal droit.
5 Os malaire ou de la pommette.
6 Apophyse mastoïde de l'os temporal.
7 Os unguis ou lacrymal.
8 Fosses orbitaires ou orbites.
9 Fosses nasales et os propres du nez.
10 Os maxillaires supérieurs ou formant la mâchoire supérieure.
11 Os sous-maxillaire ou mâchoire inférieure.
12 Corps des vertèbres cervicales, au nombre de sept et soudées
   ensemble par des cartilages intermédiaires.
13 Les clavicules.
14 L'os sternum.
15 Appendice xiphoïde de l'os sternum.
16 Les côtes vraies.
17 Les deux côtes flottantes.
18 Les cartilages costaux unissant les côtes au sternum.
19 Dernière des douze vertèbres dorsales.
20 Dernière des cinq vertèbres lombaires.
21 L'os sacrum.
22 L'os coxal ou de la hanche.
23 La symphise du pubis, ligne qui unit les deux parties antérieures
   des os coxaux.
24 Articulation coxo-fémorale.
25 Articulation scapulo-humérale.
26 L'os scapulum ou de l'épaule.
27 L'humérus.

28 Le radius.

29 Le cubitus.

30 Les os du carpe ou du poignet, au nombre de huit.

31 Les os du métacarpe, au nombre de cinq.

32 Les phalanges, au nombre de trois pour chaque doigt, divisées en phalanges, phalangines et phalangettes, excepté pour le pouce qui n'en présente que deux.

33 Le fémur.

34 Articulation tibio-fémorale.

35 Le tibia.

36 Le péroné.

37 La rotule.

38 Le calcanéum.

39 Les os du tarse, au nombre de sept.

40 Les os du métatarse, au nombre de cinq.

41 Les phalanges, au nombre de trois pour chaque orteil, excepté pour le gros qui n'en a que deux.

PLANCHE II.

Squelette de la femme.

1 L'os occipital.

2 L'os Wormien.

3 Différentes sutures des os du crâne.

4 Vertèbres cervicales.

5 Vertèbres dorsales.

6 Vertèbres lombaires.

7 Côtes flottantes.

8 L'os sacrum.

9 L'os coccyx.

10 Portion iliaque de l'os coxal, ou ilion.

11 Portion ischiatique du même os, ou ischion.

12 Portion pubienne du même os, ou pubis.

13 La clavicule.

14 Apophyse du scapulum concourant à former l'épaule.

15 Face postérieure du calcanéum.

16 Face plantaire du pied gauche vu en raccourci.

PLANCHE III.

Muscles superficiels de la face antérieure du corps.

1 Muscle frontal ou occipito-frontal de Chaussier.
2 ———— Temporal.
3 ———— Orbiculaire des paupières.
4 ———— Palpébral.
5 ———— Grand zygomatique.   } (Grand et petit zygomato-labial.)
6 ———— Petit zygomatique.   }
7 ———— Releveur commun de l'aile du nez et de la lèvre supérieure.
8 ———— Orbiculaire des lèvres.
9 ———— Triangulaire des lèvres.
10 ———— Carré du menton.
11 ———— Peaucier du thoraco-facial.
12 ———— Grand pectoral du sterno-huméral.
13 Portion du muscle dentelé.
14 Portion du muscle grand oblique de l'abdomen.
15 Ligne médiane de l'abdomen, ou ligne blanche.
16 Muscle droit de l'abdomen ou sterno-pubien.
17 Le pyramidal, ou pubio-sous-ombilical.
18 Le deltoïde, ou sus-acromio-huméral.
19 Le biceps brachial, fléchisseur de l'avant-bras sur le bras.
20 Le long supinateur.
21 Le rond pronateur.
22 Le radial antérieur.
23 L'adducteur du pouce.
24 Le long extenseur du pouce qui recouvre l'aponévrose annulaire.
25 Le palmaire cutané.
26 L'aponévrose palmaire.
27 L'aponévrose annulaire extérieure de l'avant-bras, recouvrant les
    tendons des muscles fléchisseurs des doigts.
28 Tendons des muscles extenseurs des doigts.
29 Gaînes aponévrotiques au-dessous desquelles passent les tendons
    des muscles fléchisseurs.
30 Le muscle couturier, ou ilio-prétibial.
31 Le droit antérieur de la cuisse, ou ilio-rotulien.

3a Le pectiné, ou sus-pubio-fémoral.

33 Le facia-lata ou ilio-aponévroti-fémoral.

34 Les trois adducteurs de la cuisse.

35 Le triceps-fémoral, ou trifémoro-rotulien.

36 Le ligament de la rotule.

37 L'extenseur commun des orteils.

38 Les muscles jumeaux ou bifémoro-calcaniens.

39 Le ligament annulaire du pied.

PLANCHE IV.

Muscles superficiels de la face postérieure du corps.

1 Muscle occipital ou occipito-frontal de Chaussier.

2 Muscle sterno-mastoïdien.

3 Le trapèze, ou dorso-sus-acromien.

4 Le grand dorsal ou lombo-huméral.

5 Portion du sacro-spinal.

6 Le grand fessier. Les deux autres fessiers sont en dessous.

7 Partie externe du trifémoro-rotulien ou triceps de la cuisse.

8 Biceps de la cuisse.

9 Muscles jumeaux.

10 Tendon du biceps ou tendon d'Achille.

11 Insertion inférieure du tendon d'Achille.

12 Le deltoïde.

13 Le triceps brachial.

14 L'extenseur commun des doigts.

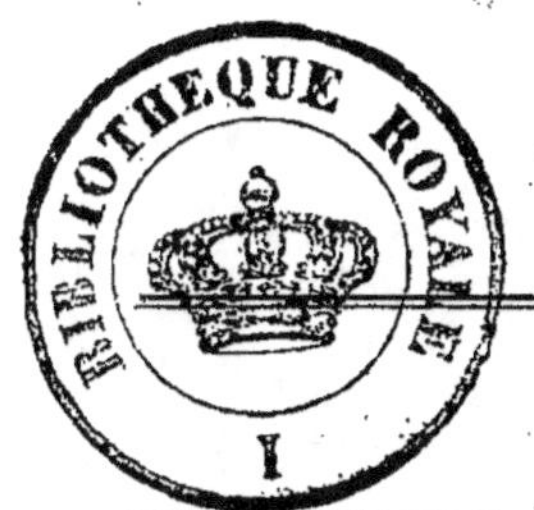

LE
BUCHAN FRANÇAIS,

NOUVEAU TRAITÉ COMPLET

DE

MÉDECINE USUELLE ET DOMESTIQUE.

ANATOMIE ET PHYSIOLOGIE HUMAINES.

La nature se divise en corps *simples* et en corps *composés*. Les corps simples tels que l'oxigène, l'hydrogène, l'azote, le carbone, le chlore, le soufre, le phosphore, le fer, le plomb, l'étain, le cuivre, l'or, l'argent, etc., n'ont pu jusqu'à présent être décomposés par l'art : on les trouve rarement dans la nature. Les corps composés sont, au contraire, partout ; ils forment la masse du globe et la texture des êtres répandus à sa surface. Certains corps présentent une organisation toujours identique, toujours la même, à moins de circonstances éventuelles, ce sont les corps *bruts*, *inerts*, *inorganiques*. D'autres corps, au contraire, varient à chaque instant de composition ; ce sont les corps *vivans* ou *organisés*, divisés en *végétaux* et en *animaux*. Un tableau fera mieux ressortir la différence qui existe entre les corps bruts et les corps vivans, entre les végétaux et les animaux.

FORME.

CORPS BRUTS. { Forme anguleuse.
Volume indéterminé.

CORPS VIVANS. { Forme arrondie.
Volume déterminé.

COMPOSITION.

CORPS BRUTS. {
Quelquefois simples.
Constans.
Formés ordinairement de 2 ou 3 élémens.
Chaque partie pouvant exister isolée.
Décomposition et recomposition facile.

CORPS VIVANS. {
Jamais simples.
Variables.
Au moins quatre élémens, souvent 8 ou 10.
Chaque partie dépendant l'une de l'autre.
Décomposition facile, mais recomposition impossible.

LOIS QUI LES RÉGISSENT.

CORPS BRUTS. Soumis à l'attraction et à l'affinité chimiques.

CORPS VIVANS. {
Soumis en partie à l'attraction et à l'affinité chimiques.
Soumis en partie à une force inconnue, ou si l'on veut à une puissance immatérielle.

DIFFÉRENCES DES VÉGÉTAUX ET DES ANIMAUX.

LES VÉGÉTAUX

Sont fixés au sol;

Ont le carbone pour base principale de leur composition;

Sont composés de quatre ou cinq élémens;

Trouvent et prennent autour d'eux leurs alimens tout préparés;

N'ont ni la volonté, ni la puissance d'agir;

LES ANIMAUX

Se meuvent sur le sol;

Ont l'azote pour base de leur composition;

Sont composés de huit ou dix élémens;

Agissent sur les alimens pour les assimiler à leur propre substance;

Ont une volonté et une puissance d'action d'autant plus grandes qu'ils s'élèvent davantage dans l'échelle des êtres.

Les élémens solides, liquides, gazeux et incoercibles entrent dans la composition du corps des animaux; ce sont le phosphore, le soufre, le carboné, le fer, la manganèse, la potasse, la chaux, la soude, la magnésie, la silice, l'alumine, l'acide hydrochlorique, l'oxigène, l'hydrogène, l'azote, le calorique, la lumière, les fluides électrique et magnétique. Ces divers élémens, combinés ensemble 3 à 3, 4 à 4, etc. d'après des lois inconnues, constituent les *principes ou matériaux immédiats des animaux.* L'albumine, la fibrine, la gélatine, le mucus, le fromage, l'urée, l'osmazôme, la matière colorante du sang et de la bile, plusieurs acides, les calculs, le sucre de lait, les émanations odorantes, etc. sont autant de principes immédiats qui se combinent entre eux à leur tour, afin de former des *éléments organiques, solides* ou *liquides.*

Les élémens organiques solides, ayant tantôt la forme de lamelles, tantôt la forme de canaux et de membranes, se subdivisent en un certain nombre de tissus simples dont voici la classification :

Tissus.
1° Cellulaire ou la graisse ;
2° Vasculaire, formé des vaisseaux veineux, artériels, lymphatiques ;
3° Nerveux, le cerveau, la moelle, les ganglions, les filets nerveux ;
4° Osseux, la charpente du corps ;
5° Fibreux, les tendons, les cartilages, le derme, etc. ;
6° Musculaire, connu sous le nom de chair ;
7° Erectile, certaines parties des organes sexuels ;
8° Muqueux, les membranes qui tapissent les intestins, l'intérieur du nez, etc. ;
9° Séreux, les membranes qui tapissent le poumon, l'extérieur des intestins, etc. ;
10° Corné ou épidermique, les ongles, les poils, l'épiderme ;
11° Parenchymateux, les glandes, telles que le foie, la rate, etc.

Les fluides ou humeurs des animaux et particulièrement de l'homme, sont neuf fois plus considérables que les solides. Ils se meuvent avec plus ou moins de rapidité dans les canaux ou les glandes qui les renferment. Les fluides du corps de l'homme sont classés de la manière suivante :

FLUIDES.
1° Le sang, distingué en sang rouge et en sang noir;
2° La lymphe;
3° Les fluides perspiratoires, tels que la transpiration de la peau, des membranes muqueuses, séreuses, etc.
4° Les fluides folliculaires, tels que l'humeur graisseuse de la peau, le cérumen, la chassie, etc.
5° Les fluides glandulaires, comme les larmes, la salive, la bile, l'urine, le lait, le sperme, etc.
6° Le chyme et le chyle.

Les tissus et les fluides varient de propriété comme ils varient de texture et d'aspect. Leur combinaison constitue les *organes* ou instrumens de la vie.

L'étude des tissus et des fluides forme à elle seule une science désignée sous le nom d'*Anatomie générale* et dont l'immortel Bichat doit être considéré comme le créateur. On a réservé le nom *d'anatomie descriptive* à l'exposition complète de toutes les parties qui composent le corps des animaux, à l'examen de leurs propriétés physiques, telles que leur nombre, leur situation, leurs formes, leurs connexions, leurs rapports et leur structure interne. Ainsi l'*anatomie*, science naturelle ayant pour objet la connaissance exacte de l'organisation animale, se subdivise en deux parties qu'on a la mauvaise habitude de faire trop souvent marcher isolées.

L'action des organes les uns sur les autres, le mécanisme de leurs propriétés vitales forme une autre science appelée *physiologie*. La physiologie a donc pour objet l'étude des *fonctions organiques* ou de la *vie* proprement dite. Ces fonctions, divisées en *fonctions de relation*, en *fonctions nutritives* et en *fonctions génératrices*, s'exécutent par un ensemble ou *appareil* d'organes. Les fonctions de relation exigent quatre appareils d'organes; les fonctions nutritives cinq, et les fonctions génératrices trois. Un tableau les gravera mieux dans la mémoire :

APPAREILS DES FONCTIONS DE RELATION.

I. Appareil des sensations externes.
1° La peau.
2° L'œil.
3° L'oreille.
4° Le nez et les fosses nasales.
5° La langue.
6° Le larynx et ses dépendances.

II. Appareil des sensations internes. L'encéphale et ses membranes, comprenant le cerveau, le cervelet, la moelle épinière, etc.

III. Appareil conducteur du sentiment et du mouvement.
1° Les nerfs de l'encéphale ou des organes précités.
2° Les nerfs des ganglions.

IV. Appareil locomoteur ou du mécanisme de la marche et du mouvement.
1° Les os et leurs dépendances.
2° Les muscles et leurs dépendances.

APPAREILS DES FONCTIONS NUTRITIVES.

I. Appareil de la digestion.
1° La bouche.
2° Le pharynx.
3° L'œsophage.
4° L'estomac.
5° Les intestins grêles.
6° Les gros intestins.
7° Le péritoine ou *toilette* et les épiploons.

II. Appareil de l'absorption.
1° Les vaisseaux blancs ou lymphatiques.
2° Les glandes, les ganglions lymphatiques.

III. Appareil de la circulation.
1° Le cœur.
2° Les artères, vaisseaux rouges.
3° Les veines.

IV. Appareil de la respiration. Les poumons et leurs dépendances.

V. Appareil des sécrétions.
1° La glande et les voies lacrymales.
2° Les glandes salivaires.
3° Le pancréas.
4° Le foie.
5° La rate.
6° Les reins et les voies urinaires.

APPAREILS DES FONCTIONS GÉNÉRATRICES.

I. Appareil génital de l'homme.
- 1° Les testicules et les cordons spermatiques ou conducteurs du sperme.
- 2° Les vésicules spermatiques, ou réservoirs du sperme.
- 3° La verge.

II. Appareil génital de la femme.
- 1° Les mamelles.
- 2° La vulve et le vagin.
- 3° L'utérus ou matrice et les ovaires.

III. Produit de l'union des deux sexes.
- 1° Les membranes du fœtus et le placenta ou arrière-faix.
- 2° Le fœtus.

Cette classification, fondée sur la physiologie, est à la fois la plus naturelle et la plus méthodique ; mais pour aller du simple au composé, nous devons intervertir l'ordre du tableau et commencer l'étude de l'homme par celle de l'appareil locomoteur.

APPAREIL LOCOMOTEUR.

Cet appareil se compose de deux systèmes d'organes. Le premier, tout-à-fait passif, forme la charpente solide du corps, le squelette proprement dit. Le second, formé d'une multitude d'organes rouges et mous que le vulgaire appelle *la chair* est l'agent essentiel du mouvement et représente beaucoup de leviers soumis à l'empire de la volonté.

L'étude des os s'appelle *ostéologie*, (d'*osteon* os et de *logos*, discours), celle des muscles, *myologie*.

Les os sont des substances blanches, solides, insensibles, formées de la réunion d'une infinité de fibres ou lamelles qui contiennent une matière particulière appelée gélatine, plusieurs sels terreux et surtout du phosphate de chaux. L'état constitutif des os varie aux différentes époques de la vie : chez les enfans, ils contiennent beaucoup de gélatine, sont doués d'élasticité et par conséquent peu sujets à se fracturer; chez les vieillards, ils sont minces, d'un tissu fort compact, d'une grande porosité, d'une pesanteur inférieure à celle des os des adultes; aussi deviennent-ils d'autant plus sujets à se briser qu'on est d'un âge plus avancé. D'après les dimensions géométriques des os, ils sont divisés en os longs, courts, plats et mixtes. L'os du bras (humérus), l'os de la cuisse (fémur) sont des os longs; les os du poignet ou du carpe sont des os courts; l'un des os de l'épaule (le scapulum), certains os du crâne, (les pariétaux, le frontal, l'occipital) sont des os plats; les temporaux, os des tempes, sont des os mixtes ou tenant à plusieurs genres. La substance des os est tantôt compacte, tantôt spongieuse ou aréolaire. La première est très-dure, très-serrée; la seconde présente des porosités ou petites cavités bien visibles. Dans le corps des os longs, la substance compacte prédomine : leurs extrémités sont en grande partie formées de substance spongieuse. Une grande cavité médullaire cylindrique destinée à loger la moelle, occupe la partie moyenne des os longs. Tous les os sont recouverts d'une membrane fibreuse appelée *périoste;* elle prend le nom de *périchondre* lorsqu'elle abandonne les os pour s'étendre aux cartilages.

Deux cent quarante-huit os selon les uns, deux cent cinquante-six selon les autres, composent le squelette de l'homme. Tous ces os se divisent en trois grandes séries; os de la tête, os du tronc, os des membres. Il y a huit os au crâne, à la face quatorze auxquels il faut ajouter les huit osselets de l'ouïe, les trente-deux dents des adultes et l'os hyoïde; à la colonne vertébrale vingt-quatre; à la poitrine vingt-cinq; au bassin quatre; aux épaules quatre; aux bras deux (un pour chaque); aux avant-bras quatre, (deux pour chaque); aux carpes seize, (huit pour chaque main); aux métacarpes dix, (cinq pour chaque main); aux doigts vingt-huit, (quatorze à chaque main); à la cuisse deux; aux jambes six; aux tarses quatorze; aux métatarses dix; aux or-teils, vingt-huit; aux pouces et aux gros orteils, huit os *sésamoïdes*, et quelques os *wormiens*.

Le *crâne*, sorte de boîte osseuse ovoïde (en forme d'œuf) très-résistante, renferme l'encéphale composé du cerveau et de ses membranes, du cer-velet et du commencement de la moelle alongée. Il est formé en avant par l'os *frontal* dont la dé-nomination indique la place; en arrière par l'*oc-cipital* qui s'articule avec la première vertèbre et protège la partie postérieure de l'encéphale; sur les côtés et en haut par les *pariétaux*, os de forme carrée; sur les côtés et en bas par les *temporaux* où loge l'oreille interne; en bas et en avant par l'*ethmoïde*, à travers lequel passent les filets des nerfs de l'odorat; en bas et en arrière par le *sphénoïde*, sorte de coin, de clef de voûte des os du crâne avec lesquels il s'articule. La forme de ce dernier os a été comparée à celle d'une chauve-souris dont les aîles sont étendues. Quatre petits os, osselets de l'ouïe appelés le *marteau*, l'*enclume*, l'*étrier* et l'os *lenticulaire* sont renfermés dans une portion du *temporal* appelée *rocher* à cause de sa dureté.

C'est dans le rocher que s'accomplit le mystère de l'audition.

La *face* est composée de deux parties distinctes : l'une presque immobile s'appelle *mâchoire supérieure*; l'autre, très-mobile dite *mâchoire inférieure*. La mâchoire supérieure est formée des os maxillaires supérieurs, des os nasaux, des malaires ou os des joues, des unguis situés à la base du nez, des palatins ou os du palais, des cornets inférieurs dans les fosses nasales, tous os doubles, parfaitement identiques, disposés de chaque côté d'une ligne médiane. L'os vomer, comparé au soc d'une charrue, divise la cavité nasale et sépare les deux narines l'une de l'autre. La mâchoire inférieure ne présente qu'un seul os, très-dur, le maxillaire inférieur. Les *dents*, petits os conoïdes, recouverts d'émail, implantés dans des trous nommés alvéoles, complètent les deux mâchoires. Chez l'adulte, elles sont ordinairement au nombre de trente-deux, seize à chaque mâchoire. On les divise en trois classes : les *incisives* (coupantes), au nombre de huit, placées antérieurement; les *canines* (déchirantes), au nombre de quatre; et les *molaires*, au nombre de vingt, placées après les canines, cinq de chaque côté pour chacune des deux mâchoires. On les distingue en petites et en grosses molaires.

Les dents ne se montrent que bien rarement à l'époque de la naissance; elles demeurent cachées pendant un certain temps dans l'épaisseur des bords alvéolaires, afin d'éviter à la mère les douleurs que lui occasionnerait l'allaitement, si le nouveau né avait les mâchoires armées. C'est entre cinq et huit mois qu'apparaissent généralement les premières dents. Trois ou quatre années plus tard, deux molaires se montrent à chaque mâchoire. Vers sept ou huit ans, les vingt dents qui existaient avant la troisième année, tombent. Les autres molaires sortent successivement à des intervalles plus ou moins longs. Il en est même qui ne se montrent qu'après trente ans ; aussi les appelle-t-on dents de sagesse.

L'os hyoïde, petit cerceau fourchu, en forme d'i grec, est situé à la partie supérieure du cou, entre le larynx et la base de la langue. Il tient aux organes voisins par des muscles et des ligaments.

Le *tronc*, partie du squelette qui va de la tête aux membres inférieurs, se divise en *colonne vertébrale*, vulgairement appelée *échine*, ou *épine du dos*, en *poitrine* et en *bassin*.

La colonne vertébrale, appelée aussi *rachis* et *colonne rachidienne*, occupe la partie postérieure du tronc, soutient la tête en s'articulant avec l'occipital et s'appuie sur le bassin. Vingt-quatre pièces osseuses nommées *vertèbres* liées fortement les unes aux autres de manière à représenter une pyramide percée par un canal dans toute sa longueur, constituent la colonne vertébrale. Ce canal qui part du crâne et qui va finir, en s'aplatissant, à la partie inférieure du bassin, contient la moelle épinière et ses enveloppes. La colonne vertébrale se divise en trois régions ; la région cervicale ou du cou, composée de sept vertèbres appelées cervicales ; la région dorsale ou du dos, composée de douze vertèbres appelées dorsales ; la région lombaire ou des lombes, composée de cinq vertèbres appelées lombaires. La première vertèbre du cou, qu'on nomme *atlas*, a la forme d'un petit arc aplati; la seconde, nommée *axis*, présente une éminence ou apophyse particulière qui s'articule comme un pivot avec la première vertèbre. A part ces deux vertèbres, les autres diffèrent peu les unes des autres, du moins la différence n'est pas tranchée en passant de l'une à celle qui la précède ou la suit. Les vertèbres du cou ont le corps allongé transversalement, un peu plus épais en avant qu'en arrière; les vertèbres du dos ont le corps plus long d'avant en arrière que transversalement et plus épais en arrière qu'en avant; les vertèbres lombaires présentent un corps très-gros et plus élevé que celui des dorsales et d'une largeur analogue à celui des cervicales. Cette différence en établit une dans la forme et la direction de la colonne rachidienne et de son canal qui ont trois courbures, une en arrière, celle du dos, et deux en avant, celles des régions cervicale et lombaire. La dernière vertèbre s'articule avec un os du bassin nommé sacrum dont nous parlerons plus loin; on l'appelle, pour ce motif, vertèbre *sacrée*.

La colonne vertébrale exécute des mouvemens de flexion, d'extension, d'inclinaison latérale, de rotation et de circumduction. Elle soutient non-seulement la tête, mais encore la poitrine et les membres supérieurs. C'est le centre de tous les mouvemens, le point de départ des muscles les plus forts, des ligamens ou aponévroses les plus larges de l'économie.

De la *poitrine*. La poitrine appelée aussi thorax, est une cavité conoïde aplatie d'avant en arrière, plus large et plus évasée en bas qu'en haut, occupant la partie antérieure et supérieure du tronc. Elle est formée en arrière par les vertèbres, en avant par le sternum, et de chaque côté par les côtes.

L'os *sternum*, le plus spongieux des os du corps humain, est placé à la partie antérieure et supérieure du thorax. Il se compose de six pièces qui se soudent à differentes époques de la vie, souvent très-tard, surtout la partie inférieure et qui s'articulent, 1° avec les clavicules, os longs situés transversalement à la partie supérieure et antérieure du thorax; 2° avec les cartilages des côtes.

Les *côtes*, arcs osseux, minces, plats et résistans, sont de chaque côté du thorax, au nombre de douze. Les unes s'articulent avec le sternum par des cartilages intermédiaires; les autres, au nombre de cinq ne vont pas jusqu'à lui. Toutes s'articulent avec les corps des vertèbres dorsales. Le vulgaire croit à tort que l'homme n'a que onze côtes du côté gauche, une de moins que la femme.

Généralement, la poitrine est moins large et moins haute chez la femme que chez l'homme. C'est la longueur des clavicules de la femme qui donne à sa poitrine en apparence plus d'amplitude. Le cœur et les poumons se trouvant contenus dans le thorax, c'est là que s'exécute le mécanisme de la respiration et de la circulation. La mobilité des pièces du thorax aide aux mouvemens de dilatation et de resserrement nécessaires à l'acte respiratoire.

Le *bassin* est une grande cavité irrégulière, ouverte en haut et en bas, échancrée en avant et située à la partie inférieure du tronc dont il forme
la base. Il se compose, en arrière, du *sacrum* et
du *coccyx*, sur les côtés et en avant des *os coxaux*
ou *innominés*.

Le *sacrum*, os pyramidal et triangulaire, ayant sa
base articulée avec la colonne vertébrale dont il
forme le prolongement, présente un sommet qui
s'articule avec le *coccyx*, petit os dont la forme est
d'une texture semblable, mais beaucoup plus petite
que le sacrum. Les os *coxaux*, iliaques ou innominés, contournés sur eux-mêmes, larges et épais, sont
formés de trois os bien distincts dans l'enfance;
l'un supérieur nommé *ilion*, l'autre inférieur appelé *ischion*, un troisième antérieur désigné sous le
nom de *pubis*.

Le bassin n'a pas les mêmes dimensions chez la
femme et chez l'homme, celui de la femme a plus
d'amplitude et de capacité que celui de l'homme;
les contours en sont plus arrondis, les hanches plus
saillantes; les cavités où s'articule la tête des deux
fémurs sont plus éloignées de la ligne médiane du
corps, d'où résulte une différence notable dans le
mode de progression. La vessie urinaire, le rectum,
les organes internes de la génération sont logés dans
le bassin. Il supporte en outre tout l'appareil digestif.

Des *membres*. Les membres ou extrémités, sont
au nombre de quatre. On les distingue en supérieurs ou thoraciques, et en inférieurs ou abdominaux. Les membres supérieurs, fixés latéralement,

se divisent en quatre parties : l'épaule, le bras, l'avant-bras et la main. Nous suivrons, pour leur description, le manuel d'anatomie de MM. Brierre, de Boismont et Breschet.

De *l'épaule*. L'épaule occupe la partie supérieure, latérale et postérieure de la poitrine. Elle représente un levier angulaire dont la branche horizontale est formée par la clavicule ; et la branche perpendiculaire par l'omoplate. Des deux os qui la composent, l'un, la *clavicule*, est placé à la partie supérieure externe de la poitrine, et s'articule en dedans avec le sternum, en dehors avec l'omoplate. Sa forme approche un peu de celle d'un *s* italique. Chez l'homme, ainsi que nous l'avons observé précédemment, la clavicule est moins longue que chez la femme. Ses saillies et ses courbures sont plus prononcées. L'autre os, *l'omoplate* (du grec *ômos* épaule, et *platys* large, ce qui revient à *os large de l'épaule*) est situé à la partie postérieure et supérieure du thorax. Les mouvemens de l'épaule sont bornés en arrière et en avant ; il en est de même de ceux d'élévation et d'abaissement. La combinaison de tous ces mouvemens produit la circumduction (action de se mouvoir en rond, en cercle).

Le bras est formé par un seul os, *l'humérus*. Les mouvemens qu'il exécute sont d'élévation, d'abaissement, d'adduction, de circumduction et de rotation. Les os de l'avant-bras, sont le *radius* et le *cubitus* ; le premier est situé en dehors, le second en dedans. (On suppose, dans ce cas, que l'homme est debout, les bras pendans, les pouces en dehors et le petit doigt appuyé contre la cuisse, comme le soldat qui fait l'exercice). L'avant-bras exécute sur l'humérus des mouvemens de flexion, d'extension et d'inclinaison latérale.

La *main*, dernière partie des membres supérieurs, comprend trois régions, le *carpe*, le *métacarpe*, et les *doigts*.

Le *carpe* ou le poignet, est la partie qui joint la main à l'avant-bras ; il se compose de huit os, distribués sur deux rangées (et qui sont distingués par des noms particuliers), l'une postérieure ou supérieure, l'autre antérieure ou inférieure. Les os de la rangée postérieure sont de dehors en dedans : le *scaphoïde* (en forme de barque), le *semi-lunaire* (en demi-lune), le *pyramidal* et le *pisiforme* (en forme de pois). La seconde rangée comprend quatre os, qui sont : le *trapèze*, le *trapézoïde*, le *grand os* et *l'os crochu*.

Le *métacarpe* est la partie de la main située entre le carpe et les doigts ; il est composé de cinq os distingués les uns des autres par les noms numériques de premier, second, troisième, quatrième et cinquième os du métacarpe. La face antérieure du métacarpe répond à la paume de la main ; sa face postérieure forme ce qui est appelé le dos de la main.

Des *doigts*. Ils sont au nombre de cinq à chaque main, et désignés sous les noms de *pouce*, *index*, *médius*, *annulaire*, *petit doigt* ou *auriculaire*, ou sous leur nom numérique, en comptant de dehors en dedans. Trois os, appelés *phalanges*, entrent dans la composition de chaque doigt, à l'exception du pouce, qui n'en a que deux ; on leur donne le nom de phalange métacarpienne, de phalange moyenne, et de phalange unguéale, (celle qui porte l'ongle). Toutes se divisent en extrémités supérieure, inférieure et en corps.

Les mouvemens de l'articulation des os du bras avec ceux du carpe sont de flexion, d'extension, d'inclinaison latérale et de circumduction. Ceux de la première rangée avec la seconde sont presque les mêmes que ceux de l'articulation radio-carpienne (articulation du radius avec les os du carpe), et se passent en avant, en arrière et de côté, principalement autour de la tête du grand os. Le premier métacarpien exécute des mouvemens très-étendus en tous sens, excepté la rotation. Le pouce est doué d'un mouvement particulier qu'on appelle d'opposition, et qui est le résultat de la combinaison de la flexion et de l'adduction ; il jouit également d'une circumduction très-étendue. Les autres os du métacarpe présentent un léger rapprochement les uns des autres. A l'exception du pouce, les phalanges jouissent de la flexion, de l'extension, de l'adduction et de l'abduction. La première phalange du pouce, ainsi que les suivantes des autres doigts, est bornée à la flexion et à l'extension.

Des *membres abdominaux*, nommés aussi *pelviens*, parce qu'ils arc-boutent sur le bassin (en latin *pelvis*). Ils sont formés de quatre sections, comme dans les membres supérieurs : la hanche, la cuisse, la jambe et le pied. La hanche, représentée sur le squelette par l'os iliaque, ayant été décrite, nous ne parlerons que des trois dernières sections.

La *cuisse* s'étend depuis le tronc jusqu'à la jambe;

elle est formée par un seul os, le plus volumineux et le plus long de tous les os du corps, auquel on a donné le nom de *fémur*. Les mouvemens de la cuisse sur le bassin sont les mêmes que ceux qui ont lieu dans l'articulation de l'épaule. La rotation est très-étendue, à cause de la longueur du col du fémur, dont l'axe est le levier de ce mouvement.

La *jambe*, ou la seconde partie du membre abdominal, est située entre la cuisse et le pied; elle est formée en dedans par le *tibia*; en dehors par le *péroné*; les deux extrémités inférieures de ces os constituent les *malléoles*, très-improprement appelées *chevilles*; au devant de la partie supérieure de la jambe et à la fin du fémur, on distingue un os triangulaire et spongieux qui a reçu le nom de *rotule*. Les mouvemens des os de la jambe sont ceux de flexion, d'extension et de légère rotation.

Le *pied* est la dernière partie des membres inférieurs; il est divisé en sections postérieure, moyenne et antérieure. La section postérieure constitue le tarse; la moyenne, le métatarse; et l'antérieure, les phalanges.

Le *tarse* est formé, comme le carpe, d'os courts et arrondis, qui ont beaucoup d'analogie avec ceux de cette région de la main. Le tarse comprend sept os, savoir : le *calcaneum* (ou talon), *l'astragale*, le *scaphoïde*, le *cuboïde* et les trois *cunéiformes*, qui se trouvent sur deux rangées distinctes; la première ou jambière, résulte de l'astragale et du calcaneum, la seconde, ou métatarsienne, est l'assemblage du scaphoïde (comparé à une nacelle, *scaphé* en grec), concave d'un côté, convexe de l'autre; du cuboïde (forme de cube), et des cunéiformes (forme de coins).

Le *métatarse* succède au tarse dans l'assemblage des pièces qui constituent le pied, et se compose, comme le métacarpe, de cinq os cylindriques, qui ont la plus grande ressemblance avec cette partie de la main ; leur volume est plus considérable.

Des *phalanges*. Les os qui composent les *orteils*, et que l'on nomme phalanges, sont au nombre de quatorze. Leur disposition est semblable à celle des phalanges des doigts ; comme chez celles-ci, le pouce n'a que deux brisures.

L'astragale joue sur le scaphoïde d'une manière assez étendue, mais c'est surtout avec le calcaneum que sa mobilité est très-grande. Les mouvemens sont fort obscurs dans les articulations tarso-métatar-siennes (articulations du tarse avec le métatarse). Ceux des phalanges sont limités à la flexion et à l'exten-sion, dans les deux dernières, tandis que les premières jouissent des mouvemens en tous sens, la rotation exceptée.

Indépendamment des os précités, il existe chez l'homme quelques os accessoires appelés os *sésa-moïdes*, à cause de leur ressemblance avec les graines de *sésame* et des os *wormiens* appelés de la sorte du nom d'Olaüs Wormius, anatomiste de Co-penhague qui en parla le premier. Le nombre des os sésamoïdes et des os wormiens varie. Les premiers se rencontrent dans certaines articulations des doigts et des orteils ; les autres sont enclavés dans les princi-pales sutures des os du crâne.

Nous avons classé précédemment les os en os courts, en os plats, en os longs et en os mixtes.

Partout où il faut peu de mobilité jointe à beaucoup de solidité, on rencontre les os courts, aux mains, aux pieds, à la colonne vertébrale, par exemple. Les os plats dont la forme est d'un avantage inappréciable pour l'insertion des fibres charnues, constituent les parois des grandes cavités et servent de base d'action aux forces qui dirigent les mouvemens et les attitudes. Les os longs, destinés surtout à la locomotion, ne se rencontrent qu'aux extrémités. Leur corps, généralement arrondi, présente peu de volume, tandis que leurs extrémités sont toujours assez prononcées.

Cette disposition se prête à l'élégance des formes, à la solidité des articulations ainsi qu'à la facilité des mouvemens. Le corps de l'os, composé en grande partie, de substance compacte, présente par cela même, plus de solidité, ce qui était nécessaire, puisque c'est toujours sur le corps de l'os que viennent aboutir les efforts musculaires. Les extrémités, formées presque entièrement de substance spongieuse ou aréolaire, sont douées d'une texture légère semblable à celle des os courts. Le suc médullaire en remplit les aréoles. Quant aux os mixtes, comme le sphénoïde, les maxillaires etc., ils participent de la nature des trois autres espèces d'os, présentant un assemblage varié de lames compactes et de substance spongieuse.

SYNDESMOLOGIE.

La *syndesmologie*, mot formé de *syn*, avec, de *desmos*, lien, et de *logos*, science, est cette partie de l'anatomie qui s'occupe de l'étude des articulations. Le mode d'union des os varie selon leur forme. Pour les os longs, l'articulation a lieu aux extrémités ; pour les os larges , aux bords ; pour les os courts, à divers points de leur surface. Une articulation (*arthrosis* en grec) est tantôt immobile et continue, on la nomme *synarthrose ;* tantôt mobile et contiguë, on l'appelle *diarthrose ;* tantôt mixte ou tenant de la nature des deux autres et on lui donne la dénomination d'*amphiarthrose.* Dans les articulations mobiles , les os ne se touchent jamais immédiatement : toujours il existe une substance élastique destinée à supporter les pressions les plus fortes, les chocs les plus violens, et à favoriser les mouvemens. Ainsi , indépendamment des os qui font la base des articulations, on y trouve des *cartilages*, des *ligamens*, des *fibro-cartilages*, des *membranes synoviales* et de la *synovie.*

Les *cartilages*, appelés par le vulgaire le *croquant des os*, recouvrent les surfaces articulaires de ces derniers. Ils sont doués d'élasticité, lisses, de couleur opaline; ils s'amincissent en s'éloignant de l'extrémité osseuse, de manière à se confondre avec le périoste : moins épais au centre des cavités osseuses qu'à leurs bords, plus épais, au contraire, lorsqu'ils recouvrent des éminences arrondies, on peut dire d'eux qu'ils complètent les os, qu'ils en adoucissent les rugositées et donnent aux muscles une plus grande puissance en leur permettant d'agir dans la direction d'un angle moins aigu. Certains cartilages sont recouverts d'une membrane fibreuse analogue au périoste , et nommée *périchondre.*

Les *ligamens,* sortes de faisceaux à fibres blanches, serrées, d'une forme variable, d'une consistance très-solide, se fixent aux os par leurs extrémités , pour les maintenir en position ou pour les faire mouvoir. Les ligamens terminent souvent les muscles. Lorsqu'ils sont placés entre les os , on les appelle ligamens inter-osseux ou inter-articulaires.

Les *fibro-cartilages* articulaires tiennent par leur structure , leur destination et leurs propriétés , de la nature des cartilages et des ligamens. Plus fermes que ces derniers , moins durs que les premiers , souples , élastiques , d'une couleur jaunâtre ou gris-blanc , ils servent tantôt de coussinet protecteur aux articulations , tantôt de moyens de force et d'union.

Les *membranes synoviales* appartiennent à toutes les articulations diarthrodiales à surfaces contiguës. Poches sans ouverture , déployées sur les extrémités articulaires , elles ressemblent beaucoup aux membranes séreuses. Leur surface interne est humectée par un liquide albumineux , filant , semblable à du blanc d'œuf, qui a pour destination d'oindre les rugosités osseuses comme la graisse sert à oindre les roues. On l'appelle *synovie*. Cette humeur , si précieuse aux mouvemens , est retenue par des capsules membraneuses , cylindroïdes appelées *capsules articulaires* ou *fibreuses*. Elles tiennent de la nature des fibro-cartilages et des membranes synoviales.

MYOLOGIE.

La partie de l'anatomie qui traite des muscles et de leurs dépendances , se nomme *myologie*. Les muscles sont des organes mous , à fibres rouges et contractiles , agens de tous les mouvemens que nous exécutons. Le nombre total des muscles s'élève à

cinq cent vingt-sept, parmi lesquels cinq sont impairs et placés sur la ligne médiane. Tous les autres
sont pairs, disposés symétriquement de chaque côté
du corps.

Les muscles appartiennent à la tête, au tronc et
aux membres.

Les muscles de la tête sont au nombre de trente-
neuf, quatre au crâne, trente-cinq à la face, sans
compter les six petits muscles du tympan.

Le tronc a cent vingt-cinq muscles ; vingt-neuf au
cou en comptant ceux du larynx ; quarante à la poitrine ; dix-sept à l'abdomen (ventre) ; trente-neuf à
la région postérieure du tronc ; les extrémités supérieures et inférieures en possèdent cent trois, dont
quarante-neuf aux supérieures, répartis ainsi qu'il
suit : six à l'épaule, quatre au bras, vingt à l'avant-
bras, dix-neuf à la main. Les extrémités inférieures
présentent cinquante-quatre muscles, vingt-un à la
cuisse, treize à la jambe, vingt au pied. Enfin, il en
est d'autres qui rampent à la surface des organes pec-
toraux et abdominaux.

Tous ces muscles appartiennent à la vie animale ou
à la vie organique : ceux de la vie animale sont soumis à l'empire de la volonté, ceux de la vie organique, au contraire, exécutent leurs mouvemens à
notre insçu.

En général, les muscles volontaires sont formés
d'une partie épaisse, molle et rouge, appelée la *chair*
ou le *ventre*, et d'une autre partie de couleur blanche,
appelée *tendon* si elle est étendue en longueur, *aponévrose* si elle présente une large surface. Le corps
charnu surpasse ordinairement en volume les parties

tendineuses et aponévrotiques, et se trouve toujours plus voisin du point fixe que du point mobile. Tantôt larges et aplatis, tantôt carrés, prismatiques, cylindroïdes ou triangulaires, les muscles varient de forme selon le but qu'ils ont à remplir ou la place qu'ils occupent. Leur couleur, d'un rouge vermeil dans l'enfance, devient plus foncée chez l'adulte et jaunâtre chez le vieillard. Souples au premier âge de la vie, mais faibles, ils acquièrent beaucoup de consistance et de fermeté dans l'âge adulte et se montrent flasques dans la vieillesse. Plus mous chez la femme que chez l'homme, chez les jeunes gens que chez les personnes formées, ils jouissent d'une énergie très-variable de laquelle résulte la force individuelle. Cette force, au reste, n'est pas toujours dans un rapport exact avec le développement du système musculaire.

Des *fibres*, espèces de filamens ténus liés les uns aux autres, constituent, par leur assemblage, la portion charnue des muscles. Ces fibres sont tantôt verticales, horizontales ou obliques, par rapport à l'axe du corps, tantôt courbes, longitudinales ou en lignes brisées par rapport au muscle lui-même.

Indépendamment de leur texture fibreuse, les muscles reçoivent une grande quantité de *vaisseaux sanguins*. Les vaisseaux lymphatiques disposés entre les couches charnues les pénètrent en certains points. Des gaines formées par le tissu cellulaire protégent chaque faisceau fibreux, facilitent ses mouvemens et isolent ainsi les muscles entre eux. Après la peau et les organes des sens, aucune partie du corps ne reçoit autant de nerfs que les muscles : « suivant MM. Prévost et Dumas, ils présentent deux conditions qui paraissent constantes ; la première, c'est que les dernières ramifications nerveuses se dirigent parallèlement entre elles et perpendiculairement aux fibres du muscle ; la seconde, c'est qu'elles retournent dans le tronc qui les a fournies, ou bien qu'elles vont s'anastomoser dans un tronc voisin ; mais dans l'un comme dans l'autre cas, il paraît bien certain qu'elles n'ont pas de terminaison, et que leurs rapports sont les mêmes que ceux des vaisseaux sanguins. »

Les muscles *involontaires* ou de la vie organique diffèrent, sous plusieurs rapports, de ceux de la vie animale. D'abord, aucun muscle involontaire n'existe isolément et n'a de dénomination spéciale. Tous ces organes, adhérens à l'œsophage, à l'estomac, aux intestins, au cœur, à la vessie, à la matrice, se moulent sur les viscères auxquels ils appartiennent, prennent leur forme et entrent, de la sorte, dans leur structure intime. Minces, plats, membraniformes, les muscles involontaires sont plutôt blancs que rouges. Ceux du cœur et de la matrice, épais et fortement contractiles font seuls exception à la règle. On méconnut long-temps les muscles de la vie organique, en sorte que les muscles *volontaires* furent seuls compris dans les cadres myologiques. Ces derniers y figurent encore isolés des autres qu'on relégue dans la partie descriptive des organes dits *splanchniques* ou des grandes cavités.

Le nom des muscles volontaires a singulièrement varié. On les a désignés d'après leur structure, leurs usages, leur emplacement, leur direction, leurs formes, leurs insertions ou leur mode d'action. Sœmmering, Dumas et Chaussier ont inventé chacun une nomenclature qui leur a survécu. Celle de Chaussier, quoique fort compliquée pour les gens du monde, est la meilleure parce qu'elle repose, en grande partie, sur une base fixe, et parce qu'en nommant un muscle suivant sa méthode on connait ses attaches et mêmes ses usages. Ainsi les noms de *sterno-costal, costo-abdominal, cubito sus-phalangétien du pouce, sacro-fémoral, ilio-rotulien* donneront à celui qui connaît le squelette humain, l'idée juste de la position de chacun de ces muscles.

Les principaux muscles pairs sont le *sacro-spinal* qui recouvre la partie postérieure du tronc, depuis le cou jusqu'au bassin ; les muscles, grand dentelé, fixé à la poitrine, grand oblique, au ventre, fessier, à la fesse, deltoïde à l'épaule, etc. Tous ces muscles ont une action bien puissante.

Le *diaphragme* et les *sphincters* sont les muscles impairs le plus dignes d'être mentionnés.

Le diaphragme, placé entre le ventre et la poitrine qu'il sépare horizontalement, présente une ample surface creuse du côté du ventre. Son centre est tendineux ; ses bords sont charnus. Le diaphragme est de tous les muscles de la poitrine celui qui concourt le plus à l'acte respiratoire ; il a aussi pour usage de seconder les muscles abdominaux dans les efforts qu'ils font pour expulser l'urine, les matières fécales et le produit de la conception.

Les *sphincters* sont des anneaux charnus, placés,

comme des sentinelles attentives, aux lèvres, aux paupières, à l'anus, etc., pour arrêter ou expulser certains résidus fonctionnels.

« Les actions volontaires, disent MM. Breschet et Brierre de Boismont, que nous avons déjà cités, envisagées sous le point de vue de leur cause éloignée, sont partagées en deux classes, suivant qu'elles sont ou non soumises à l'empire de la volonté. Les premières, exécutées par des muscles dont les nerfs proviennent directement du canal rachidien, sont celles qui servent à la station, aux divers genres de progression, aux mouvemens du larynx et à un état des organes des sensations. Parmi les autres, il en est qui sont produites par une cause existante, agissant à travers une membrane même dont le muscle est couvert immédiatement, telles que les mouvemens du tube alimentaire, du cœur, de la vessie, etc.; d'autres qui doivent leur existence à un stimulus analogue, mais qui se propage à beaucoup d'autres muscles par voie d'association ; ce sont les mouvemens de la respiration, de la déglutition, des excrétions alvines, des émissions de l'urine et du sperme, de la parturition, de l'éternûment. Quelques unes des actions qui appartiennent à cette seconde classe ont été considérées comme demi-volontaires, ou comme constituant une classe intermédiaire de mouvemens mixtes. En effet, il est peu de fonctions sur lesquelles la volonté et surtout les passions n'aient une influence notable, mais encore beaucoup de mouvemens volontaires deviennent presque involontaires par le seul fait de l'habitude. Enfin,

personne n'ignore que la puissance de la volonté
tend d'une manière manifeste sur des mouvemens
qu'on a rangés dans la classe des involontaires,
tels que ceux du vomissement, de la respiration,
etc. Il paraît même que, chez quelques individus,
elle s'étend jusqu'aux mouvemens du cœur, de l'estomac, de la matrice, de l'iris et de la peau.

« Les mouvemens musculaires qui s'exécutent
dans le corps de l'homme, sont prodigieusement
nombreux et variés. On peut cependant les rapporter à deux classes, selon qu'ils suivent la voie
de l'association ou celle de l'antagonisme. On les
appelle congénères dans le premier cas, et anta-
gonistes dans le second. Les premiers offrent un
phénomène important, c'est que leur contraction
se fait en même temps, et que, quand un seul
d'entre eux reçoit le stimulus, les autres n'en entrent
pas moins en action. Quant aux seconds, ils présentent un phénomène tout aussi remarquable,
dans cette circonstance, que la contraction des uns
est toujours accompagnée du relâchement des autres. »

La sensibilité des muscles est bien loin d'être
égale à celle de la peau, cependant, à la moindre
irritation ils se contractent, et ils le font avec
d'autant plus de violence que le sujet est plus im-
pressionable. Une autre propriété des muscles opposée à celle-là, c'est qu'ils sont extensibles et
rétractiles. S'il n'en était point ainsi, les luxations
ne pourraient jamais être réduites.

PHYSIOLOGIE DU SYSTÈME OSSEUX ET DU SYSTÈME MUSCULAIRE.

Les attitudes et les mouvemens auxquels préside la contraction musculaire peuvent servir à démontrer presque toutes les lois de la mécanique. On définit le levier une ligne inflexible qui tourne autour d'un point fixe. Eh bien, les os sont de véritables leviers. Tantôt ils présentent un levier du premier genre, où le point d'appui est entre la résistance et la puissance, la résistance à une extrémité et la puissance à l'autre; tantôt ils fonctionnent tel qu'un levier du second genre, où la résistance est entre la puissance et le point d'appui, et où le point d'appui et la puissance occupent chacun une extrémité. Tantôt enfin, ils forment un levier du troisième genre, dont la puissance est entre la résistance et le point d'appui. Ces deux derniers sont alors aux extrémités.

Lorsqu'on veut se mettre en équilibre, les os et les muscles forment toujours un levier du premier genre; si l'on veut surmonter une difficulté considérable, ils représentent un levier du second genre. Pour les autres mouvemens, ils sont employés comme leviers du troisième genre, leviers défavorables à la puissance, mais propres à l'étendue et à la rapidité des mouvemens.

Station debout. La tête, unie intimement avec la première vertèbre, forme avec elle un levier du premier genre dont le point d'appui repose dans l'articulation des masses latérales des deux premières vertèbres, tandis que les deux extrémités du levier, siége de la puissance et de la résistance, sont à la face et à l'occiput. Le point d'appui se trouvant plus rapproché de l'occiput, la tête obéirait à son poids et tomberait en avant, si elle n'était maintenue en équilibre par la contraction des muscles postérieurs du cou. Voilà pourquoi, dans la première enfance, lorsque ces muscles sont peu développés, et dans les maladies longues, lorsqu'ils sont affaiblis, la tête tend toujours à s'incliner en avant. Tandis que la tête pèse ainsi de tout son poids sur l'extrémité supérieure de la colonne vertébrale, cette même colonne supporte les parties molles du cou et de la poitrine, les membres supérieurs, les organes renfermés dans le bas-ventre, ainsi que toutes les charges que l'homme transporte sur son dos. Elle puise toute sa force dans sa structure ingénieuse et dans l'extrême solidité des muscles placés le long de sa partie postérieure. Chaque vertèbre se transforme alors en un levier du premier genre dont le point d'appui existe dans le fibro-cartilage auquel elle s'attache, dont la puissance est dans les parties qui tendent à incliner le corps en avant et dont la résistance appartient aux muscles précités. La colonne vertébrale, considérée dans son ensemble, représente un levier du même genre dont le point d'appui est dans l'articulation de la dernière vertèbre avec l'os sacrum. C'est à la partie inférieure du levier que la puissance agit avec le plus d'intensité. C'est aussi là que la nature a ménagé le plus de solidité à la colonne. Faites une marche longue ; fatiguez-vous à un bal, à un exercice gymnastique quelconque, c'est au point d'appui de la colonne, au bas des reins, que vous éprouvez un sentiment de lassitude.

Le bassin est la base sur laquelle repose le poids de la colonne vertébrale et des parties auxquelles cette colonne sert de soutien : il représente un levier du premier genre dont le point d'appui se trouve dans l'articulation des deux fémurs avec les os coxaux, et dont la puissance et la résistance agissent en avant ou en arrière. Soutien de la colonne vertébrale au moyen du sacrum qui agit à la manière d'un coin, le bassin supporte en outre une grande partie des viscères du ventre, et demeure en équilibre sur les deux têtes du fémur, par suite d'une infinité d'efforts combinés. Les fémurs transmettent le poids du tronc aux deux tibias ; mais leur extrémité supérieure tend à se porter en arrière, leur extrémité inférieure en avant, de sorte qu'il faut un grand déploiement de forces musculaires pour combattre cette disposition. Les tibias qui pèsent sur les pieds, comme les fémurs pèsent sur eux, s'inclineraient en avant par leur extrémité supérieure, sans la résistance des muscles du mollet. L'astragale est l'os du pied auquel chaque tibia transmet le poids du corps ; de l'astragale l'effort se communique au calcaneum, puis à tous les autres os de la même partie, disposés de la manière la plus heureuse pour l'usage auquel ils sont destinés. L'étendue de la plante du pied, la couche graisseuse placée comme un coussin sous les os, afin d'amortir la pression exercée par le poids du corps, l'épaisseur de la peau et de l'épiderme sous-plantaires sont autant de conditions propices disposées par une nature prévoyante. Le pied ne touchant pas le sol dans toute l'étendue de sa base, les coussinets graisseux qui la garnissent sont d'une épaisseur proportionnée aux efforts de pression qu'ils doivent amortir. Ces efforts s'exercent surtout à la partie interne du pied, aussi se déjetterait-il en dehors, si le *péroné* ne le maintenait dans la rectitude nécessaire à une station solide.

L'espace que les pieds laissent entre eux et la surface qu'ils recouvrent font la base de sustentation. La station debout sera d'autant plus solide que cette base aura plus de largeur. Sous ce rapport les personnes pourvues d'un grand pied sont privilégiées. On ne voit point d'Hercule, ni d'athlète à pied mignon. Lorsque la base de sustentation est diminuée par une cause quelconque, il faut plus d'efforts musculaires pour assurer la station. C'est ce qui a lieu quand on s'élève sur la pointe des pieds, ou sur un seul pied, quand on se courbe en avant, en arrière ou de côté, quand on danse sur une corde tendue, ou que l'on marche avec des jambes de bois, des échasses ou des pieds réduits en moignons. La station sur les genoux, peu fatigante lorsque les cuisses fléchies en arrière se portent sur les mollets et les talons, devient au contraire bien pénible quand le corps, reposant sur les genoux, forme un angle droit dont les rotules reçoivent toute la pression. Dans toutes les positions assises où les pieds appuient sur le sol, sans que le dos soit soutenu, le corps a deux bases de sustentation, une pour le tronc représentée par les fesses,

une pour les jambes représentée par leur écartement.
Ces positions ne sont pas sans fatigue, parce que
les muscles du dos se trouvent dans une contraction permanente, afin d'empêcher le tronc de s'incliner en avant. Quand le dos est appuyé, les
muscles du cou se contractent seuls. Dans le
coucher, tous les muscles sont dans un état de relâchement et d'inaction. C'est pour cela que cette
position convient plus que toute autre aux malades,
aux personnes faibles ou fatiguées. La portion de
peau qui correspond à la base de sustentation est
la seule partie du corps susceptible d'éprouver du
malaise, lorsqu'on demeure long-temps couché du
même côté.

Des *mouvemens*. Les muscles, par leurs contractions, opèrent des mouvemens de plus d'une espèce. Quand les muscles des organes internes agissent,
ils ont pour but le mécanisme des fonctions ; ainsi,
par exemple, les muscles de la vessie produisent,
en se contractant, l'excrétion de l'urine ; les muscles du cœur, le mouvement du sang dans les artères et ainsi des autres. Quand ce sont les muscles
de la face, ils deviennent les agens de la vue, de
l'odorat, du goût, de la préhension des alimens,
de la mastication, de la déglutition, de la parole,
des actes intellectuels et des passions ; quand ce
sont les muscles du cou, ils aident au mécanisme
de la voix, ajoutent à l'expression des muscles de
la face, donnent de la grâce à certaines attitudes ;
le tronc a aussi ses mouvemens de flexion indépendans de la station et de la marche, mouvemens commandés par diverses habitudes indivi-

duelles ; enfin, les muscles des membres supérieurs et des membres inférieurs ont principalement la locomotion pour but.

Ce n'est pas une étude de peu d'intérêt que celle des contractions musculaires de la face et du cou, pour quiconque veut connaître le caractère propre à chaque individu ; elle est avantageuse à l'homme du monde, indispensable au médecin, pourvu qu'ils se tiennent en garde des folles exagérations ou des fausses conséquences qui accompagnent un système exclusif comme celui de Lavater. La tristesse et la joie, la douleur et le plaisir, la crainte, les désirs et l'ambition, la gourmandise, la colère, l'amour, etc., ont chacun une expression faciale qui leur est propre. Les affections douloureuses ou tristes, les désirs violens, sont marqués en général par la contraction du visage : les sourcils sont froncés, la bouche rétrécie, ses commissures portées en bas ; au contraire, dans les affections douces et gaies, dans les sensations agréables, la figure s'épanouit, les sourcils s'élèvent, les paupières s'écartent, les angles de la bouche tirés en haut et en dehors, laissent échapper le sourire. On dit de ces personnes à traits mobiles, expressifs, qu'elles ont de la *physionomie*, et ce type individuel indique toujours une sensibilité vive. Le contraire s'observe chez les personnes à visage immobile et froid. Leur figure inanimée semble refleter la sécheresse de leur âme. Lorsqu'une certaine disposition d'esprit, ou une passion, devient continue pendant quelque temps, les muscles ordinairement contractés pour l'exprimer, acquièrent plus de volume que les autres muscles de la face ; la physionomie conserve alors l'expression de cette passion habituelle, même dans les momens où elle se tait. Les hommes chagrins, ambitieux, colères, la femme méchante et babillarde porteront toujours sur leur face l'empreinte du sentiment qui les domine.

Soit que l'on considère les membres supérieurs dans leurs mouvemens de totalité ou dans leurs mouvemens partiels, on voit qu'ils réunissent au plus haut degré la variété, la vitesse et l'étendue, sans posséder pour cela moins de solidité. Des os minces et longs, ayant des surfaces articulaires fort étroites, des muscles nombreux implantés à cent attaches différentes, présentant presque toujours des leviers du troisième genre, ne pouvaient manquer de réunir tous les avantages, et il le fallait pour que les extrémités fussent des serviteurs dignes du cerveau qui préside à leurs opérations. Il est à remarquer que la nature, toujours prévoyante, a donné aux membres supérieurs plus d'agilité, plus de grâce, et aux membres inférieurs plus de force, plus de capacité locomotive.

De la marche. C'est le mode de progression ordinaire ; il a lieu de la manière suivante : L'homme étant debout, tout le corps se porte sur l'une des jambes qui reste immobile pour lui fournir un point d'appui, tandis que la cuisse opposée se fléchit sur le bassin et la jambe sur la cuisse afin de détacher le pied du sol ; mais cette flexion successive de toutes les articulations du même membre ne peut s'effectuer sans porter le genou en avant ; les muscles qui viennent de concourir à l'élévation du mem-

bre, se relâchent aussitôt; la tête et le tronc s'in-
clinent en avant; le bassin éprouve un mouvement
de rotation horizontale sur la tête du fémur resté
immobile; la ligne verticale qui passe par le centre
de gravité du corps, suit son inclinaison, abandonne le membre immobile pour se porter sur celui dont l'action vient d'avoir lieu, et qui va servir
à son tour de point d'appui à tout le tronc, pendant que l'autre membre exécutera un mécanisme
semblable. Cette succession de mouvemens unifor-
mes constitue la *marche*, action locomotive dans
laquelle les têtes des fémurs deviennent tour-à-tour
les points fixes sur lesquels le bassin tourne, en
décrivant des arcs de cercle d'une étendue proportionnée à la longueur des pas. Quand on marche,
les bras se meuvent dans un sens contraire à celui
des membres inférieurs; ils font l'office de balanciers et maintiennent l'équilibre en corrigeant les
vacillations. La marche s'exécute en avant, en arrière, sur les côtés et dans les directions intermédiaires à celles-là : on marche sur un plan ascendant
ou descendant, sur un sol mobile ou solide, avec
plus ou moins de vitesse, en allongeant ou dimi-
nuant la base de sustentation. Comme il faut, pour
que la marche ait lieu en ligne droite, égalité dans
les arcs de cercle décrits par le bassin, égalité
dans l'extension des membres, la vue seule corrige
une déviation inévitable sans elle. On peut s'en
convaincre en marchant quelque temps les yeux
fermés. Plus l'écartement des pieds est grand, plus
la marche est sûre; il faut aussi que le sol soit
d'une immobilité absolue. Ce n'est pas chose facile

d'acquérir l'habitude de supporter le roulis continuel d'un vaisseau et d'acquérir ce qu'on appelle
le pied marin.

Du saut. Deux choses sont nécessaires au mécanisme du saut : 1° la flexion préalable d'une ou de
plusieurs articulations du tronc ; 2° l'extension subite des articulations fléchies. Le saut est donc le
résultat d'une détente générale. L'action musculaire
varie d'intensité, d'après le poids à soulever. Ainsi,
les muscles qui déterminent le mouvement d'extension de la jambe sur le pied, développent une
extrême énergie, parce qu'ils ont à soulever le corps
entier et à lui imprimer l'impulsion dont il a besoin. Ces muscles agissent perpendiculairement à
un bras de levier d'une longueur considérable. La
course augmente beaucoup l'étendue du saut par
l'impulsion qu'elle lui donne. Il en est de même
du sol, s'il est élastique. Les bras ne sont pas non
plus inutiles à la production du saut, soit comme
balanciers, soit comme points fixes auxquels s'attachent les muscles qui exercent une traction en
haut sur le tronc. Cette remarque n'avait point
échappé à l'esprit observateur des anciens, car lorsqu'ils voulaient sauter, ils tenaient dans les mains
des poids nommés *haltères.* Les quadrupèdes sau-
tent généralement mieux que nous. Ils le font avec
d'autant plus de facilité que leurs extrémités postérieures sont plus longues ; voyez l'écureuil, le
lièvre, etc.

La *course* résulte de la combinaison de la marche
et du saut. Peu d'animaux sont plus favorablé-
ment charpentés que nous pour la course. Un

coureur de profession jette en arrière la tête et les épaules, respire avec une grande célérité, effleure le sol de l'extrémité des pieds, balance les bras de manière à tenir le tronc en équilibre sur les jambes. La course sur un plan horizontal est la moins fatigante; celle qui a lieu sur une plan incliné, ascendant ou descendant, ne saurait être continuée long-temps.

La *natation*. Le corps de l'homme étant spécifiquement plus pesant que l'eau, pour nager, il faut battre l'eau plus vîte qu'elle ne peut fuir, afin qu'elle fournisse au corps assez de résistance pour le soutenir ou permettre son déplacement. La brassée est la manière de nager la plus ordinaire et la plus facile. Lorsqu'on l'exécute, les mouvemens des membres inférieurs ont beaucoup d'analogie avec ceux exécutés dans le saut.

L'action de *grimper*, de *gravir* et généralement tous les efforts musculaires possibles se rapportent à ceux que nous avons décrits.

Des *gestes*. Les mouvemens destinés à exprimer nos actes instinctifs et intellectuels se nomment *gestes*. Les uns sont inhérens à l'organisation humaine, destinés à exprimer les besoins les plus simples, les passions animales, les sensations internes vives; ils appartiennent à l'idiot, au sauvage, à l'aveugle de naissance aussi bien qu'à l'homme civilisé; les autres gestes, nés de l'état social, d'une civilisation avancée, suppléent au manque de parole, ajoutent au charme d'une diction fleurie.

Attitudes et mouvemens aux différens âges de la vie. Mous et flexibles dans l'embryon, plus fermes

à mesure qu'on avance en âge , les os changent constamment de nature depuis l'état de grossesse jusqu'à
la décrépitude. Leur développement en grosseur et
en longueur , cesse néanmoins de vingt à vingt-cinq
ans , mais à cette époque il se fait un travail de nutrition , de composition chimique qui dure autant
que l'existence. Une semblable marche établit , pour
chaque âge , des différences notables dans les attitudes et les mouvemens. Le fœtus dont nous décri-
rons les diverses positions à l'article grossesse , commence à exécuter entre le 3e et le 4e mois de la
conception, des mouvemens irréguliers qui ne dépendent pas du tout de sa volonté , car les fœtus acé-
phales (sans cerveau) les présentent comme ceux
qui sont pourvus de cet organe. Lorsqu'un enfant entre dans la vie , il ne prend de lui-même aucune position. Cependant , le coucher sur le dos est celle qu'il
semble préférer en raison de sa faiblesse. Ses membres
s'agitent beaucoup ; sa face demeure presque immobile. Vers deux mois, l'enfant aime de jouir d'une
certaine liberté; il peut se coucher d'un côté ou d'un
autre , saisir les objets, les porter à sa bouche etc, mais
il ne saurait encore se tenir debout à cause du volume de la tête , du poids des viscères de la poitrine
et du ventre , de la faiblesse musculaire , de l'absence
de certaines aspérités appelées *apophyses épineuses*
qui sont placées derrière la colonne vertébrale pour
rendre le bras de levier plus long. Entre cinq et huit
mois, l'enfant fait essai de ses forces locomotives,
se roule, marche sur ses quatre membres, ce qui a
fait dire à Rousseau que l'homme était primitivement
destiné à marcher comme les quadrupèdes , idée ab-

surde qu'il n'eût point émise s'il avait été anatomiste.
A mesure que les os et les muscles acquièrent du
développement, le volume de la tête et des viscères
abdominaux diminue à proportion, et la station
debout s'effectue. Il est rare qu'elle soit bien solide
avant l'âge de deux ans. La course, le saut etc, exigeant
un mécanisme plus parfait que la marche, ne peuvent
avoir lieu que plus tard. La jeunesse, l'âge adulte
amènent de notables améliorations dans tous les actes
de la locomotion, mais à mesure que la vieillesse
approche, les muscles s'affaiblissent, le corps perd
de sa rectitude, se courbe en avant, et l'usage du bâ-
ton devient nécessaire puisqu'il agrandit la base de
sustentation. Inutile de rappeler que dans la décrépitude il y a souvent impossibilité absolue de mouvemens.

SPLANCHNOLOGIE.

L'histoire des appareils fonctionnels se nomme
splanchnologie. Ils se divisent en trois classes : 1º ceux
qui nous mettent en relation avec le monde extérieur,
appareils des fonctions de relation; 2º ceux qui
servent à la conservation de l'espèce, *appareils des
fonctions nutritives*; 3º ceux qui servent à sa reproduction, *appareils des fonctions génératrices*.

DES SENSATIONS.

Avant d'entrer dans la description sommaire de
ces différens appareils, il ne sera pas hors de pro-
pos d'établir que chaque organe, soit externe, soit
interne, sent à sa manière, reçoit des impressions
plus ou moins vives de douleur et de plaisir qu'il
transmet au cerveau. Ces impressions sont de trois

espèces, 1° les unes appelées *besoins*, *désirs instinctifs* naissent quand les organes agissent.; telles sont la faim, la soif, le besoin de respirer, d'uriner, etc.; 2° les autres ont lieu pendant l'action des organes, telles sont l'excrétion du sperme, de l'urine, des matières fécales; 3° les troisièmes suivent l'action des organes dans l'état de santé ou de maladie; la fatigue, par exemple. Ces impressions si variées ont été rangées sous deux grandes catégories différentes; les *sensations internes* ou besoins de la vie animale et les *sensations externes* ou besoins de la vie intellectuelle. Ces deux ordres de sensations se confondent souvent dans l'exercice des appareils fonctionnels.

APPAREILS DES FONCTIONS DE RELATION.

De la *peau*. Cette membrane qui enveloppe le corps, se confond avec les membranes muqueuses à l'entrée de toutes les cavités, et se continue même à l'intérieur du corps dans les derniers animaux de l'échelle des êtres organiques.

La peau se compose d'un certain nombre de tissus superposés les uns aux autres. Le plus extérieur de ces tissus s'appelle *épiderme* : c'est une couche homogène adhérente au derme placé immédiatement au-dessous, percée d'une infinité de petits trous qui servent de passage aux poils, aux pupilles, à la transpiration cutanée et qui reçoivent les matériaux nécessaires à l'absorption. L'épiderme est insensible comme les ongles et les cheveux. Le *derme* ou *chorion*, couche fibreuse d'épaisseur différente selon les parties qu'elle recouvre, adhère à ces parties au moyen de brides fibreuses ou de tissu cellulaire interposé. Un réseau vasculaire appelé *corps muqueux* de *Malpighi*, se trouve entre l'épiderme et le chorion. Il est coloré en noir chez les nègres, ou en jaune foncé chez les Européens des contrées méridionales ; le corps muqueux présente lui-même une autre couche appelée *cornée*, parce qn'elle produit les cornes, les sabots, les ongles, les écailles et les poils. Quand le chorion a été mis à nu par l'action d'un vésicatoire, on aperçoit à sa face externe une multitude de petites saillies rougeâtres, disposées deux à deux, et qui semblent de nature vasculaire. Elles se font jour en dehors de l'épiderme par une petite ouverture de laquelle s'échappe la *sueur*. La peau contient en outre, un grand nombre de follicules sébacés, de vaisseaux et de nerfs, mais on ne sait comment les nerfs se terminent et s'anastomosent. Organe de protection chez la plupart des animaux élevés dans l'échelle des êtres, la peau devient pour l'homme un organe de sécrétions, d'absorptions et de sensibilité. Indépendamment de la sueur qui s'en échappe, n'est-ce point elle qui exhale ces odeurs particulières quelquefois si infectes, qui sont propres à beaucoup de femmes, surtout aux rousses. Elle distille aussi une matière grasse destinée à préserver l'épiderme de sa propriété hygrométrique. La faculté absorbante dont jouit la peau est d'un avantage immense dans l'exercice de la médecine. Combien de personnes qui ne peuvent supporter certains médicamens, en raison de l'irritabilité de l'estomac, et que l'on traite par frictions ! L'emploi des mixtures, des pommades, des cataplasmes, des bains médicinaux, dépend de la propriété d'absorption propre à la peau. Organe de la sensibilité, transmettant les impressions au cerveau, la peau jouit de propriétés tactiles fort étendues. Elles se distinguent en *tact* et en *toucher*. Le tact existe chez tous les animaux et s'exerce principalement aux surfaces cutanée et muqueuse; le toucher n'est propre qu'aux animaux les plus parfaits et exige des organes spéciaux comme les pieds et les mains pour son exercice. Les brisures nombreuses des doigts, le développement des papilles nerveuses de la main, la couche mince de tissu cellulaire placée sous le derme, l'extrême mobilité des articulations de cette partie explique pourquoi le toucher s'exerce mieux à la main que partout ailleurs. Il faut en outre, pour qu'il soit plus parfait, que la peau soit empreinte d'une certaine humidité. En dernière analyse, le tact peut s'effectuer malgré nous, tandis que le toucher exige toujours l'exercice de la volonté. Ces deux propriétés se modifient, s'exercent ou se perfectionnent par les habitudes et par l'âge. Elles suppléent au manque de la vue chez les aveugles. Un médecin doit avoir un toucher très-exercé, je dirais presque intelligent.

De la vision. L'appareil de la vision se compose de trois parties distinctes, l'une qui modifie la lumière, l'autre qui en reçoit l'impression, et la troisième qui transmet cette l'impression au cerveau.

La partie destinée à modifier la lumière ou à protéger l'œil, se compose des *sourcils*, des *paupières*, de l'appareil sécréteur et excréteur des larmes. Les sourcils ne se voient que chez l'homme. Ils sont formés par des poils, par la peau, par des follicules placés à la base de chaque poil, par des muscles destinés à leurs mouvemens, par des vaisseaux et des nerfs. L'usage des sourcils est de garantir les yeux de l'impression d'une lumière trop vive. Ils agissent avec d'autant plus d'efficacité qu'ils ont plus d'épaisseur. On fronce les sourcils quand une lumière subite vient frapper les yeux. La direction oblique des poils qui s'y attachent empêche la sueur du front de tomber sur les paupières. Ces poils sont ordinairement fort noirs et fort épais chez l'habitant des pays chauds. Les paupières, distinguées en supérieures et en inférieures, sont disposées de manière à couvrir entièrement le globe de l'œil lorsque leurs bords se touchent. La grandeur apparente de l'œil dépend de l'ouverture des paupières. Le bord libre de ces dernières est garni de poils plus ou moins longs appelés *cils* qui se courbent, les supérieurs en se dirigeant en haut, les inférieurs en se dirigeant en bas. Les cils, comme les poils, ont pour base des follicules d'où s'écoule une humeur onctueuse qui les enduit. La paupière supérieure possède aussi un muscle ayant pour usage son mouvement d'élévation. Les paupières couvrent l'œil dans le sommeil, le protègent contre les corps étrangers répandus dans l'air et divisent les rayons lumineux de manière à ce que l'œil ne reçoive que la quantité de fluide nécessaire à son action. Les follicules situés à la base des cils, appelés *glandes de méïbomius*, sécrètent une humeur qui s'épaissit pendant le sommeil et s'ac-

cumule au grand angle de l'œil. On la nomme
chassie. Elle favorise le frottement dès paupières
sur le globe de l'œil. L'appareil sécréteur des larmes,
composé de la *glande lacrymale*, de ses *canaux
excréteurs*, de la *caroncule lacrymale*, des *conduits lacrymaux*, du *canal nasal* et de la *conjonctive*, vient encore ajouter son influence bienfaisante a celle des organes protecteurs de l'œil.
La *glande lacrymale* destinée spécialement à la
sécrétion des larmes est logée dans une petite fossette située à la partie antérieure et externe de la
voûte de l'orbite. Six à sept *canaux excréteurs*
partent de cette glande et versent les larmes à la
surface du globe de l'œil. La *caroncule lacrymale*,
peu volumineuse, fait saillie à l'angle interne de
l'œil. Composée de follicules sécréteurs, elle a une
teinte rosée quand les forces générales sont douées
d'énergie. Elle est, au contraire, fort pâle dans les
cas de maladie et de débilité. En avant de la caroncule, à la partie interne du bord libre des paupières, se trouvent deux petites ouvertures, l'une
en haut, l'autre en bas, ce sont les *points lacrymaux*, orifices externes des conduits lacrymaux
qui reçoivent les larmes pour les conduire dans un
canal allant du grand angle de l'œil à la partie inférieure des fosses nasales : c'est le *canal nasal*.
Sans les conduits lacrymaux et le canal en question, les larmes s'écouleraient constamment sur
la joue, comme il arrive lorsque ces ouvertures
sont obstruées. La *conjonctive*, membrane mince
qui recouvre la face postérieure des paupières et
la face antérieure du globe de l'œil, très-polie,

toujours humide, sécrétant un fluide qui se mêle aux larmes, forme le complément de l'appareil organique destiné à protéger l'œil. Les larmes coulent en plus ou moins grande quantité dans l'état de santé et dans celui de maladie. Certaines personnes ont toujours l'œil humide ou larmoyant. Ce sont les larmes qui, répandues avec uniformité sur la conjonctive, donnent aux yeux leur brillant et une partie de leur expression. Leur couche paraît plus épaisse dans les regards passionnés. La sécrétion des larmes est constante. Les émotions de l'âme la rendent plus considérable. Cependant l'énergie morale peut la maîtriser. L'habitude influe beaucoup sur ce genre de sécrétion. Combien de jeunes femmes qui pleurent à volonté! L'abondance des larmes n'est pas toujours un signe de sensibilité réelle.

La seconde partie de l'appareil de la vision, celle qui reçoit l'impression de la lumière, forme le globe de l'œil proprement dit. La charpente du globe de l'œil n'est pas cylindrique; elle a la forme d'une sphère et se compose de trois feuillets. Le plus extérieur, qui est en même temps le plus épais, puisqu'il constitue les quatre cinquièmes de cette masse globulaire, se nomme *sclérotique*. Il est d'un texture fibreuse et résistante. Le second feuillet porte le nom de *choroïde* et tapisse la surface interne de la sclérotique. C'est une membrane vasculaire et nerveuse. Un enduit noirâtre dont l'usage est analogue à celui de la couleur noire dans l'intérieur des lunettes d'approche, couvre la face interne de la choroïde. Le troisième feuillet, appelé *rétine*, membrane essentiellement nerveuse formée par l'épanouissement des nerfs de la vision, est placé derrière la choroïde. Ces feuillets une fois connus, procédons à l'examen des objets qui constituent le globe de l'œil, examiné d'avant en arrière. On aperçoit d'abord la *cornée transparente*, corps réfringent, convexe et concave, qui par sa forme et sa transparence ressemble beaucoup au verre placé au devant des cadrans de montre. Elle occupe la grande ouverture de la sclérotique et enveloppe en conséquence le cinquième antérieur du globe de l'œil. Immédiatement après, se trouve une humeur limpide appelée *humeur aqueuse*, quoiqu'elle renferme un peu d'albumine. Cette humeur, retenue par une membrane très-déliée, remplit ce qu'on appelle les chambres de l'œil. Derrière l'humeur aqueuse repose le *cristallin*, comparé à une lentille, composé de couches concentriques, et formé d'eau combinée avec une matière analogue à la partie colorante du sang. L'*humeur vitrée*, placée derrière le cristallin, a beaucoup de ressemblance avec du verre fondu. Chacune des humeurs précitées est enveloppée d'une membrane fort mince et transparente. Ainsi, l'humeur vitrée est entourée de la membrane *hyaloide* qui la partage en plusieurs cellules; le cristallin présente la capsule cristalline; l'humeur aqueuse a aussi sa membrane qui tapisse la chambre antérieure de l'œil, c'est-à-dire, la face antérieure de l'iris et la face postérieure de la cornée. L'*iris* est une cloison vasculaire et nerveuse, colorée diversement chez les individus, et percée dans son centre d'une ouverture ronde qui s'agrandit et diminue sous l'influence de la lumière ou de plusieurs autres causes. On la nomme *pupille*. Ces objets ne sont pas les seuls que l'œil présente, mais il faudrait descendre dans de trop longs détails pour les signaler tous. Il reçoit un grand nombre de vaisseaux (*artères et veines ciliaires*), et beaucoup de nerfs émanés la plupart du ganglion ophthalmique. Le nerf optique ou nerf de la vision sert de moyen de communication entre l'œil et le cerveau.

Mécanisme de la vision. La lumière qui frappe la cornée est la seule qui serve à la vision. Cette lumière dont les rayons se rapprochent un peu en traversant le plan convexe de la cornée, pénètre dans la chambre antérieure de l'œil où se trouve l'humeur aqueuse, milieu plus réfringent que l'air, acquiert en conséquence quelque intensité, traverse la pupille et vient frapper le cristallin dont la face postérieure, par sa convexité, rassemble tous les rayons de lumière pour les peindre sur la rétine. Ainsi, c'est à la rétine que vient aboutir, en dernier résultat, l'action des rayons lumineux que modifient d'ailleurs le corps vitré et plusieurs autres parties de l'œil. Une lumière trop faible n'est point perçue par la rétine; une lumière trop forte la blesse et produit l'éblouissement.

Vision aux différens âges de la vie. Deux points noirs indiquent la place des yeux dans l'embyron; ces points se développent peu-à-peu, mais ce n'est qu'à sept mois, époque où la pupille cesse d'être fermée par la membrane pupillaire, que la rétine peut recevoir l'image des objets. Il existe quelques

différences entre l'œil de l'enfant et celui de l'adulte ;
il est moins saillant chez ce dernier, la rétine est
moins développée, l'humeur aqueuse moins abondante, etc. En général, plus on avance en âge,
plus la quantité des humeurs de l'œil diminue. Il
en est de même du coussinet de graisse placé au
fond de l'orbite. Voilà pourquoi les yeux des personnes âgées paraissent s'enfoncer chaque jour davantage. Ils deviennent aussi d'une teinte moins brillante à mesure qu'on vieillit ; le cristallin jaunit,
se durcit et contracte une opacité plus ou moins
forte.

Dans le premier mois de la vie, l'enfant demeure insensible à la lumière, il ne commence à
bien distinguer les objets qu'entre la sixième et la
huitième semaine. Les couleurs les plus vives, la
clarté la plus brillante et la plus soudaine, captivent
seules son attention, jusqu'à ce qu'il se soit fami-
liarisé avec tout ce qui le frappe. Les progrès de
l'âge, les veilles, les plaisirs altèrent la vision. On y
remédie par deux espèces de verres, les uns con-
vexes pour diminuer la divergence des rayons ;
les autres concaves pour obtenir l'effet opposé.

De l'audition. L'audition est une fonction destinée à nous faire apprécier le mouvement vibratoire
des corps. Le son est à l'ouïe ce que la lumière est
à la vue. Il est plus ou moins intense, plus ou
moins aigu, plus ou moins grave, selon l'étendue
et la rapidité des vibrations.

L'appareil de l'ouïe est très-compliqué. Il se
compose de l'oreille externe, de l'oreille moyenne,
de l'oreille interne et du nerf acoustique ou con-

ducteur du son. On est encore bien peu instruit sur les usages réels des parties constituant ce sens.

Oreille externe. Elle présente le *pavillon* et le *conduit auditif.* Le pavillon, composé de cartilages et de muscles recouverts par la peau, est cet appendice qu'on voit autour et en arrière du conduit auditif. Très-évasé chez l'homme, il s'applique presque médiatement sur la partie latérale de la tête qui lui correspond. On en ignore les usages. Le canal auditif, plus large à ses extrémités qu'à son milieu, long de dix à douze lignes, courbé dans sa longueur, reçoit les ondulations sonores et les transmet à l'oreille moyenne. Il se compose d'une partie osseuse, appelée *rocher*, à cause de sa dureté, d'un fibro-cartilage, d'une partie fibreuse. Une peau mince garnie de poils tapisse son intérieur. Au-dessous d'elle se trouvent beaucoup de follicules sebacés, qui fournissent le cérumen, matière jaune, amère, dont la concrétion produit quelquefois la surdité chez les vieillards. On nomme *hélix* le bord extérieur de l'oreille externe; *anthélix* (opposé à l'hélix), la proéminence cartilagineuse qui forme une espèce de soupape au conduit auditif, lorsqu'on presse l'oreille.

Oreille moyenne. Elle comprend la cavité du tympan et les osselets. Le conduit auditif est interrompu par la membrane du tympan qui forme un cul-de-sac en se dirigeant en bas et en dedans. Cette membrane, d'un tissu sec et fragile, est recouverte en dedans par une membrane muqueuse, par un nerf appelé corde du tympan, et donne attache au manche de l'osselet nommé *marteau.* Le fond

de l'oreille moyenne présente 1° la fenêtre ovale ;
2° la fenêtre ronde ; 3° l'origine d'un canal s'ou-
vrant dans de petites cavités remplies d'air, appelées cellules mastoïdiennes ; 4° l'ouverture de la
trompe d'Eustache, étendue depuis la caisse du
tympan jusqu'à la partie supérieure du pharynx
ou gosier, où elle s'ouvre derrière les fosses nasales ;
5° les quatre osselets avec les muscles destinés à les
mouvoir, etc. C'est dans le trajet de la trompe d'Eustache qu'on éprouve soit une démangeaison, soit
une douleur plus ou moins vive, qui se propagent
jusqu'à l'oreille interne, lorsqu'on est atteint d'un
rhume de cerveau (*coryza*). La membrane muqueuse qui tapisse ce conduit se boursouffle et l'ouïe
devient dure pour quelque temps.

Oreille interne ou labyrinthe. Cette oreille comprend diverses cavités dont les noms indiquent à
peu près la forme, ce sont le *limaçon*, les *canaux
demi-circulaires* et le *vestibule*. Toutes ces cavités
creusées dans la partie la plus dure de l'os temporal, sont tapissées d'une membrane fort mince et
remplies par un liquide appelé *lymphe de cotugno*.
C'est aussi là que pénètre le *nerf acoustique* ou
du son. Il s'y divise en plusieurs filets.

Mécanisme de l'ouïe. On est encore réduit à des
conjectures relativement à la manière dont cette
fonction s'exécute. Le pavillon rassemble les ondes
sonores et les dirige vers le conduit auditif qui
les transmet à la membrane du tympan, laquelle
vibre et communique son mouvement à l'oreille
interne où se trouve accumulée une certaine quantité d'air. Certaines parties de l'oreille peuvent être

altérées, le pavillon détruit, la membrane du tympan percée, déchirée, etc., sans que l'ouïe en souffre d'une manière sensible. Quelquefois aussi, il faut très-peu de chose pour produire la surdité. L'obstruction de la trompe d'Eustache, l'absence du liquide de *cotugno*, des bruits trop violens amènent ce résultat. Il est rare que les personnes atteintes habituellement de rhumes de cerveau, que les artilleurs, surtout ceux de la marine, conservent la finesse de l'ouïe. L'habitude et l'usage perfectionnent beaucoup l'audition; mais pour éviter l'erreur sur le départ réel d'un son, la vue et le raisonnement nous sont quelquefois d'un grand secours. C'est pour cela qu'on se trompe plus aisément la nuit que le jour sur le point d'où vient le son. Les deux oreilles rectifient la sensation l'une par l'autre : aussi était-on dans l'erreur en pensant que nous ne nous servions jamais que d'une oreille à la fois.

Audition aux différens âges de la vie. Chez le fœtus, l'oreille est formée de très-bonne heure. A la naissance, l'oreille interne est déjà telle à peu près qu'elle sera par la suite ; mais l'oreille moyenne et l'oreille externe laissent encore beaucoup à désirer pour que leur action soit aussi favorable que possible. Les progrès de l'âge amènent promptement d'heureuses modifications ; les parties internes se dépouillent du mucus qui les remplit, acquièrent plus de développement, plus de dureté et d'élasticité ; en sorte que les vieillards entendraient mieux si le nerf acoustique ne diminuait pas de sensibilité et si l'humeur de cotugno ne devenait pas concrète. L'enfant aime les sons les plus aigus, comme la lumière la plus vive. Il faut un long temps avant qu'il apprécie avec justesse l'intensité, la direction du son et le sens qu'on attache au son articulé ou *parole*.

De l'odorat. Les corps de la nature qui sont odorans laissent échapper des particules d'une ténuité tellement grande, qu'il peut s'en dégager pendant fort long-temps sans que les corps changent de poids d'une manière sensible. Ces particules appelées *odeur*, sont de diverse nature, *agréables*, *désagréables*, *faibles*, *fortes*, *piquantes*, *fétides*, *musquées*, *fugitives*, *tenaces*, *etc.* Les unes, propres aux animaux et aux végétaux, s'exhalent de préférence à certaines époques, à certaines heures du jour, dans certaines conditions individuelles ; les autres, émanées des corps bruts, exigent quelquefois une calorification ou un frottement préalable. L'air est le véhicule ordinaire des odeurs, mais on ne connaît pas encore leur mode de transmission. C'est une matière intéressante à étudier.

Appareil de l'odorat. Cet appareil, extrêmement simple, peut être comparé à une espèce de crible placé sur le chemin que l'air parcourt avant de pénétrer dans la poitrine. Il se compose des *fosses nasales*, de la membrane qui les revêt, appelée membrane pituitaire, et du *nerf olfactif* ou de l'odorat. Les fosses nasales sont deux cavités creusées dans l'épaisseur de la face et dont l'étendue est augmentée par la saillie formée par le nez. Elles présentent plusieurs feuillets osseux roulés les uns sur les autres, appelés *cornets*, et partagent le trajet de l'appareil olfactif en trois sillons qu'on désigne sous la dénomination de *méats supérieur*, *moyen* et *inférieur*. Ces méats séparés par une cloison qui va d'avant en arrière, existent de chaque côté des fosses nasales. Il existe aussi un grand nombre de cellules dans la base de l'os frontal, au-dessus des orbites, dans les deux os de la mâchoire supérieure, dans le sphénoïde et l'ethmoïde. Toutes ces cavités augmentent l'étendue des fosses nasales, et présentent conséquemment, aux molécules odorantes, le plus de points de contact possible. Il le fallait, car la perfection de l'odorat dépend chez tous les êtres de l'étendue plus considérable des sinus. Les fosses nasales sont tapissées par la *pituitaire*, membrane épaisse, qui adhère avec force aux parties solides qu'elle recouvre. Sa surface est garnie d'aspérités appelées papilles nerveuses; elles lui donnent un aspect velouté et la rendent molle et douce au toucher. Ainsi, la pituitaire par ses sinuosités, par les retours qu'elle fait sur elle-même, diminue les voies que l'air doit parcourir dans les fosses nasales, le retient, le saisit en quelque sorte pour mieux percevoir les odeurs qu'il charrie, et sécrète une humeur très-utile dans les fonctions de l'odorat, c'est le *mucus nasal*. Le nerf olfactif vient, en sortant du cerveau, s'épanouir sur la membrane pituitaire, par un grand nombre de filets déliés. Les narines, sorte de vestibule ouvert à l'entrée des fosses nasales, sont intérieurement garnies de poil, pour empêcher les corps étrangers de venir blesser la pituitaire, et s'agrandissent lorsque les muscles élévateurs des narines se contractent. Cette contraction se remarque chez tous les individus qui respirent avec difficulté, dans

les maladies de cœur ou certaines affections du poumon, par exemple.

Mécanisme de l'odorat. Pour que l'odorat s'effectue, il suffit que les molécules odorantes demeurent
fixées à la pituitaire, surtout dans les points où elle
reçoit les filets du nerf olfactif. Le nez paraît destiné
à diriger l'air vers la partie supérieure des fosses nasales où s'exécute l'olfaction. Les personnes qui ont
le nez difforme ou qui le perdent par accident sont
privées presque entièrement de l'odorat.

État de l'odorat aux différens âges. Peu développé à la naissance, l'odorat s'exerce à mesure qu'on
avance en âge et se perfectionne jusqu'à la vieillesse.
Combien de personnes voisines de la décrépitude
qui jouissent d'un odorat exquis ! On a dit que l'odorat est le sens de l'imagination, et l'on a presque dit
vrai, car rien n'influe sur les idées comme les odeurs
respirées en certains lieux. L'odorat nous donne
des notions exactes sur la qualité des alimens. Il est,
sous ce rapport, la vigilante sentinelle de l'estomac.
En général, un corps dont l'odeur est désagréable,
est un aliment peu utile, souvent même dangéreux.
Les personnes nerveuses ont l'odorat d'une délicatesse extrême. Cependant, les sauvages et beaucoup
d'animaux, tels que le porc et le chien, l'ont plus fin
que nous.

Du goût. Les corps sont sapides ou insipides. La
sapidité paraît être en rapport avec leur composition
chimique et produit différentes espèces de saveurs,
les unes agréables, douces, sucrées, acidules; les
autres désagréables, amères, acres, alcalines, etc. En
général, les corps dont la saveur plaît, sont utiles à la
nutrition.

Appareil du goût. La langue , les lèvres , la face interne des joues, le palais, les gencives , le pharynx ou gosier , l'œsophage , l'estomac , les glandes salivaires et plusieurs nerfs concourent à l'exercice du goût ; mais la langue est de tous ces organes celui qui participe le plus à cette fonction. La langue est un corps musculeux susceptible de mouvemens variés , tapissé supérieurement, inférieurement dans tout son pourtour d'une membrane muqueuse qui forme en dessous un repli nommé *frein*. Des papilles fongueuses, villeuses et coniques sont répandues à la surface de la langue dont les muscles constituans s'appelent *linguaux*. Placée à la partie inférieure de la bouche, bornée en haut par le palais, en bas par l'os hyoïde et le pharynx, en avant par la mâchoire, en arrière par l'épiglotte, la langue sert en même temps à l'exercice de la parole. On a vu des exemples de mutilation de cet organe ou même d'absence complète dès la naissance, avec conservation du goût, sinon intégrale , au moins partielle , ce qui prouverait que la langue n'est pas le siége exclusif des sensations gustatives.

Mécanisme du goût. Certaines conditions deviennent nécessaires à l'exercice du goût. Il faut que la membrane muqueuse qui en revêt les organes soit enduite d'une mucosité claire et limpide , que la salive soit abondante , que l'appareil buccal soit sain. Pour peu que la bouche et la langue soient sèches , enduites d'une mucosité jaunâtre et épaisse , que la salive soit amère , le goût ne s'exercera pas avec intégrité. Les corps sapides ont une influence plus ou moins marquée sur l'appareil du goût. Quelquefois leur impression est passagère, plus souventelle se prolonge et l'on éprouve ce qu'on désigne vulgairement sous le nom d'arrière-goût.

Modification du goût par l'âge. L'organe du goût est très-développé chez le fœtus, très-impressionnable chez l'enfant, et c'est une prévoyance de la nature pour prémunir ce dernier contre le sot entêtement des parens qui voudraient lui donner une alimentation excitante, nullement en rapport avec l'extrême irritabilité de son individu. Le goût se maintient, malgré les progrès de l'âge. Souvent il est le seul élément de jouissance du vieillard.

De la voix. Lorsque l'air venant frapper l'arrière bouche, s'introduit dans le gosier, à travers un organe cartilagineux appelé *larynx* qui occupe la partie supérieure et antérieure du cou, il produit un son que la langue articule ou module. C'est ce son que l'on appelle *voix.* Tous les animaux élevés dans l'échelle des êtres ont de la voix, mais, sous ce rapport, l'homme est le mieux partagé.

Appareil de la voix. Le larynx, intermédiaire de la langue et de la trachée-artère, formant au cou la saillie connue sous le nom de pomme d'Adam, présente un volume variable. Il est composé de quatre cartilages ; le *cricoïde,* le *thyroïde* et les deux *arythénoïdes.* Le cartilage cricoïde est situé à la partie inférieure et postérieure du larynx et s'attache à la trachée-artère qui en devient la continuation. Il tire son nom de la ressemblance qu'on lui a trouvée avec un anneau dont la partie la plus large regarde en arrière (*kricos,* mot grec qui signifie anneau). Le cartilage *thyroïde* ou *scutiforme,* appelé ainsi à cause de sa ressemblance avec un bouclier (*Thyreos* en grec, *scutum*, *scuti* en latin) est le plus grand des cartilages du larynx. Il forme, en avant, un angle plus saillant chez l'homme que chez la femme.

On a comparé les cartilages *arythénoïdes* au bec d'une aiguière. Ils sont les plus petits de l'organe qu'ils concourent à former, et placés à sa partie supérieure et postérieure, au-dessus du cricoïde, de manière se trouver opposés au tyroïde. Deux ligamens larges d'environ deux lignes, allongés, s'insèrent en arrière à la base des arythénoïdes, puis viennent s'attacher en avant, au milieu de l'angle rentrant du cartilage thyroïde. Ce sont les *cordes vocales*. La *glotte* constitue l'intervalle qui les sépare, ouverture ayant deux bords lisses et tranchans appelés lèvres de la glotte. Au-dessus et non loin de ces lèvres, la membrane muqueuse du larynx dessine deux replis dont la position parallèle à celle des cordes vocales, forme en quelque sorte une seconde glotte au-dessus de la première. La cavité spacieuse du larynx, uniquement destinée au passage de l'air, eût été exposée à recevoir une partie des alimens destinés au pharynx, s'il n'existait à son orifice supérieur une lame ovalaire d'une structure fibro-cartilagineuse nommée *épiglotte*. Cette lame qui s'élève pendant l'aspiration pour laisser un passage libre à la colonne d'air, s'abaisse, au contraire, sur l'ouverture thyroïdienne du larynx, lorsque les alimens sont ingérés. Beaucoup de muscles s'attachent au larynx; les uns le font mouvoir en totalité, l'abaissent, l'élèvent, le tirent en avant, en arrière; les autres déterminent l'action de ses cartilages les uns sur les autres. La membrane muqueuse, dont nous avons déjà parlé et qui tapisse l'intérieur du larynx, est garnie d'une infinité de follicules et de petites glandes. Des tissus graisseux, des ligamens, des vaisseaux et des nerfs complètent la structure du larynx.

Mécanisme de la voix. « Plusieurs faits démontrent jusqu'à l'évidence que la voix se forme dans le larynx, et qu'elle est due au passage de l'air à travers la glotte, dont il fait vibrer les lèvres. En effet, toutes les fois que, par une blessure, l'air s'échappe de la trachée, la voix est perdue, tandis que, si la blessure existe au-dessus du larynx, la voix est conservée, mais la parole est détruite. Deux conséquences sont à tirer de ce fait : la première, c'est que la formation de la voix a lieu dans l'espace compris entre la trachée-artère et le pharynx, en un mot, dans le larynx ; la seconde, est que la parole ne se forme pas dans le même lieu, puisqu'une blessure faite au-dessus du larynx, tout en conservant la voix, détruit la parole. L'opinion accréditée aujourd'hui est que le larynx représente une anche à double lame, dont les sons ont d'autant plus d'acuité que les lames sont plus raccourcies, et d'autant plus de gravité qu'elles sont plus longues. Mais le mécanisme de la voix n'est pas borné au larynx ; il est en outre secondé par le tuyau vocal, qui se compose de l'espace compris entre la glotte et l'épiglotte, auquel il faut ajouter une grande partie du pharynx, puis tantôt la bouche, tantôt les cavités nasales, et quelquefois ces deux conduits réunis. Tel est le mécanisme à l'aide duquel a lieu la production de la voix simple et de la voix modulée : la parole ou voix articulée se passe dans le tuyau vocal. »

Modifications de la voix par l'âge, le sexe, les habitudes, etc. Le larynx changeant de volume et de consistance avec l'âge, étant beaucoup plus petit chez l'enfant que chez l'adulte, chez la femme que chez l'homme, acquérant un développement d'autant plus parfait qu'on l'exerce davantage, détermine dans la production des sons, de la voix, de la parole et du chant des variétés analogues. Toutes conditions égales d'ailleurs, l'intensité de la voix sera beaucoup plus grande chez l'homme robuste dont la poitrine est large, le larynx bien développé, bien ouvert, que chez la femme délicate, le convalescent ou l'eunuque. Chaque individu a un timbre de voix qui lui est propre. Le timbre féminin, dit M. Magendie, qui se retrouve dans les enfans, dans les eunuques, coïncide assez généralement avec l'état cartilagineux du larynx. La voix masculine, qu'on retrouve quelquefois chez les femmes, paraît au contraire liée avec l'état osseux des cartilages, surtout du thyroide. C'est à la puberté que la forme générale du larynx se modifie en sept ou huit mois, de manière à faire saillie sur le cou. Il change peu jusqu'à la vieillesse, époque où ses cartilages s'ossifient et où ses muscles diminuent en volume, en élasticité et deviennent plus pâles. Le fœtus ne prononce aucun cri. Les eaux de *l'ammios* l'en empêchent ; mais à peine est-il sorti du sein de sa mère qu'il pousse des cris perçans appelés *vagitus* ou *vagis-*

semens. Ces cris sont instinctifs comme ceux des animaux. Ils expriment des besoins, des sentimens, mais ils ne commencent à se moduler que vers la fin de la première année. Les enfans acquièrent alors une prononciation d'abord incertaine, tremblottante, criarde, que l'âge et l'éducation modifient. A la puberté, la voix, devenue *rauque*, baisse ordinairement d'une octave. Elle *mue* selon l'expression vulgaire, et cet état se prolonge quelquefois une année, après quoi le timbre vocal redevient clair et sonore. Chez la femme qui abuse des organes génitaux, il arrive que la voix reste sourde et virile. De quarante à cinquante ans, elle prend un timbre plus sévère, gagne dans le bas ce qu'elle perd dans le haut. Enfin, la vieillesse l'altère, la rend criarde, chevrotante et difficile, surtout si les mâchoires sont dégarnies de leurs dents.

L'homme varie sa voix de manière à imiter tous les sons imaginables. Aucun instrument n'est plus parfait, mais il faut, pour la moduler avec précision, qu'une étude longue vienne en aide d'une organisation heureuse. Les ventriloques ne sont pas constitués autrement que les autres individus ; les sons qu'ils articulent partent de leur larynx et non du ventre comme bien des gens se l'imaginent encore. Aussi, le mot ventriloque devrait-il être rayé de la langue parce qu'il peut induire en erreur.

Il y a, entre la voix et l'ouïe, une telle relation qu'un enfant sourd de naissance est inévitablement muet, qu'une personne dont l'oreille est fausse a la voix fausse, etc. Cependant, on parvient à faire

parler un sourd-muet, de manière à ce qu'il sou-
tienne une conversation, mais sa voix est rauque,
sourde, inégale. Jamais il ne pourrait chanter. Les
gestes, chez lui, remplacent la parole.

APPAREIL DES SENSATIONS INTERNES.

Cet appareil est formé, 1° de *l'encéphale* d'où
partent les volitions et où aboutissent toutes les
sensations ; 2° des cordons conducteurs de ces
mêmes sensations, appelés *nerfs*.

L'encéphale, masse molle assez considérable,
pesant plusieurs livres, comprend le *cerveau*, le
cervelet, la *protubérance annulaire* qui les réunit,
et la *moelle épinière* ou *allongée*. Nous suivrons,
pour la description anatomique, de ces organes,
MM. Breschet et Brierre de Boismont, sans adopter
toutefois le même ordre qu'eux. Ils ont su réunir,
en peu de mots, ce qu'il est indispensable de connaître sur cette partie si compliquée de l'organisation humaine.

Le *cerveau* est logé dans la cavité crânienne dont
il occupe toute la région antérieure et la plus grande
partie de la région postérieure. Considéré à sa face
supérieure, le cerveau se présente sous une forme
ovalaire, et se divise, selon son grand diamètre,
d'avant en arrière, en deux parties égales, nommées
à tort *hémisphères* et qu'il vaut mieux appeler *lobes*. La base du sillon profond qui les sépare est
dite *corps calleux*, lame mince formée par la
réunion des hémisphères sur la ligne médiane.
Leur surface extérieure est remarquable par un
grand nombre d'éminences appelées *circonvolutions*,

séparées par des enfoncemens irréguliers qui figurent des zigzags et qui ont reçu le nom *d'anfractuosités*. La surface inférieure du cerveau présente aussi sur la ligne médiane une fente qui est la terminaison du grand sillon, et qui est également bornée par la partie antérieure du corps calleux ; les anfractuosités et les circonvolutions y sont beaucoup moins prononcées qu'à la face supérieure. Chaque moitié latérale du cerveau est creusée d'une cavité à laquelle on a donné le nom de *ventricule latéral*. Si nous pénétrons dans son intérieur, nous y voyons une configuration toute singulière et des parties si distinctes que les anatomistes ont cru devoir leur donner des noms particuliers. Ces parties ne peuvent figurer dans une description aussi succincte que la nôtre.

Le *cervelet* est placé dans les fosses occipitales inférieures, larges cavités creusées de chaque côté de la ligne médiane qui partage l'os occipital. Une membrane appelée la *tente* du cervelet le sépare de la partie postérieure du lobe postérieur du cerveau. A l'extérieur, le cervelet présente un assemblage de lames grises, épaisses d'une ligne et demie, placées de champ. A l'intérieur, on trouve une cavité appelée quatrième ventricule. Les deux hémisphères qui forment le cervelet ne sont point aussi apparens à l'extérieur, parce qu'ils ne sont pas séparés par un sillon profond, comme ceux du cerveau. Mais si l'on coupe cet organe transversalement, on voit que la substance médullaire forme deux centres dont la disposition, assez semblable au tronc et aux branches d'un arbre, a donné lieu à la dénomination *d'arbre de vie*. Le cervelet se continue avec la protubérance annulaire, la partie supérieure de la moelle épinière et les tubercules quadri-jumeaux, à l'aide d'un gros faisceau qui porte le nom de *pédoncule du cervelet;* il se continue avec le cerveau par l'intermédiaire de la protubérance annulaire.

La *protubérance annulaire*, nommée aussi *pont de varole*, et *mésocéphale*, est située comme ce dernier nous l'indique, vers le milieu de la masse encéphalique, dans une gouttière creusée à la partie antérieure de l'os occipital, gouttière appelée *basilaire* du nom de l'apophyse à laquelle elle appartient. La protubérance annulaire est formée de trois parties : l'une inférieure, s'attache au cervelet; l'autre supérieure, compose les tubercules quadri-jumeaux; la troisième, centrale, met en communication la moelle avec le cerveau.

La *moelle épinière* occupe toute la longueur du canal vertébral, depuis la tête jusqu'au bassin. Elle a la forme d'un gros cordon cylindroïde, divisé par un double sillon en deux moitiés latérales, donnant naissance, par des renflements parallèles, à un grand nombre de paires de nerfs, qui vont se distribuer dans les muscles, organes spéciaux du mouvement; son extrémité inférieure se termine par un renflement ovalaire, qui va se cacher, en s'amincissant, au milieu des nerfs nombreux qu'elle fournit, pour les régions des lombes et pour la partie postérieure du bassin. L'extrémité supérieure de la moelle se prolonge dans le crâne, où elle prend le nom de *moelle allongée;* là, elle fournit plusieurs faisceaux parallèles, dont deux sont antérieurs, deux postérieurs et deux moyens. Les faisceaux antérieurs, appelés *pyramides*, s'enfoncent dans la protubérance annulaire; après s'être entre-croisés, ils s'épanouissent en rayonnant et vont former les deux hémisphères dont se compose le cerveau proprement dit. Les faisceaux moyens, renforcés par deux éminences que leur configuration assez semblable à celle d'une olive, a fait nommer *olivaires*, se prolongent un peu et vont former quatre tubercules qu'on a désignés sous le nom de *quadri-jumeaux*. Ces tubercules sont séparés par deux sillons cruciformes (en croix), à l'entrecroisement desquels répond la *glande pinéale*, petit corps grisâtre dont Descartes avait fait le siége de l'âme. En arrière des faisceaux dont nous venons de parler, on remarque les *pyramides postérieures*, aussi nommées *corps rectiformes;* elles s'enfoncent dans le cervelet.

La masse nerveuse dont se compose l'encéphale est formée de deux substances, l'une grise et l'autre blanche; la grise occupe presque entièrement l'extérieur du cerveau, du cervelet et l'extérieur de la moelle épinière; la blanche est déposée dans un ordre inverse. Si l'on examine un côté du cerveau, en commençant les recherches au-dessous du prolongement rachidien de la moelle, on voit les cordons extérieurs s'entre-croiser à l'extrémité supérieure de la moelle, à quinze lignes à peu près au-dessous du pont de varole. Cet entrecroissement a une longueur de quatre à cinq lignes, et imite assez bien une natte. Il devient très-apparent sur sa face inférieure, lorsque, usant de précaution, on écarte transversalement la moelle épinière en cet endroit. Les pyramides montent ensuite vers la protubérance annulaire, dans laquelle elles s'engagent en passant au-dessus de la commissure du cervelet. A leur sortie, elles forment la plus grande partie de deux gros faisceaux appelés *pédoncules du cerveau*, qui se dirigent chacun de leur côté; vers les couches optiques, et s'y enfoncent; ils y grossissent beaucoup, en sortent sous une forme radiée (rayonnée), plongent dans les corps striés, y envoient quelques fibres, et vont se terminer dans les bulbes des nerfs olfactifs. Des parties latérales de la *couche optique* et des *corps striés* qui occupent la partie médiane des hémisphères, de chaque côté des corps calleux, sortent une foule de fibres qui s'écartent en rayonnant. Ces fibres donnent naissance à la membrane épaisse et repliée qui constitue les hémisphères.

Le cerveau présente chez l'homme un grand nombre de différences; elles portent spécialement sur le volume des lobes ou de la partie antérieure qui est plus ou moins bombée. A mesure que l'on descend dans l'échelle des animaux, ces lobes diminuent progressivement; c'est surtout l'estimation de la partie antérieure du cerveau qu'ont eue pour but la plupart des auteurs des méthodes céphalo-métriques (mesure de la tête). Ainsi, dans la race caucasique (Européens), le développement de la partie antérieure du cerveau est au plus haut point qu'elle puisse arriver parmi les êtres vivans; elle est moindre dans la race mongolique, et encore moins prononcée dans la race nègre. Les vaisseaux sanguins qui se rendent au cerveau ne pénètrent point dans sa substance d'une manière brusque et immédiate, comme cela a lieu dans les autres organes. Les artères qui y entrent et les veines qui en sortent présentent, à sa surface, un lacis de vaisseaux capillaires extrêmement ténus, qui forme au cerveau une première enveloppe nommée *pie-mère*. Le cerveau, ainsi recouvert dans tous ses points par ses vaisseaux propres, est lubréfié, sur toute sa surface extérieure, par la sérosité que secrète *l'arachnoïde*, véritable membrane séreuse qui enveloppe la totalité des organes nerveux contenus dans le crâne, sans néanmoins s'enfoncer dans les anfractuosités, comme la pie-mère. Ainsi que toutes les membranes séreuses, elle enveloppe le cerveau sans le contenir. La consistance du cerveau est si délicate, que la nature ne pouvait prendre assez de précaution pour le protéger ; aussi a-t-elle eu le soin de le défendre, même contre les lésions qui auraient pu résulter de sa propre pression. Pour cela une membrane, d'une part s'appliquant immédiatement aux parois osseuses du crâne, de l'autre se réfléchissant sur l'arachnoïde, s'enfonce dans les sillons qui forment les deux hémisphères du cerveau et du cervelet, et dans les intervalles que laissent entre elles diverses parties de l'encéphale. Cette membrane, appelée *dure-mère*, se moule exactement sur elles, et les force, par sa résistance, à conserver leur forme propre, non-seulement en empêchant entre elles tout contact immédiat, mais en prévenant aussi tout affaissement. La dure-mère sert aussi à loger et à contenir, dans ses replis, les vaisseaux qui viennent se rendre dans le crâne.

De tous les moyens protecteurs du cerveau l'enveloppe que lui forment les os du crâne est le plus efficace. La disposition de cette enveloppe en sphéroïde et son extrême dureté, font que toute percussion exercée sur la tête est répartie du point frappé vers tous les autres. La masse encéphalique reçoit alors un ébranlement plus ou moins sensible, mais elle est si molle qu'elle se déplace et se replace avec facilité quand la percussion n'est pas trop forte. C'est pour cela que les enfans en bas âge qui ont le cerveau plus mou que les adultes, reçoivent sans danger des compressions et des coups dont les suites seraient très-fâcheuses à une époque de la vie plus avancée. Le péricrâne (enveloppe du crâne), les muscles, la peau et les cheveux concourent aussi à garantir l'encéphale. Les cheveux ont surtout une action qui mérite d'être appréciée; par leur entrecroisement, ils forment un coussinet élastique, une sorte de tissu imprégné d'une matière huileuse dont la présence amortit les chocs violens, entretient autour de la tête une température uniforme et place cet organe dans un véritable isolement électrique. Les précautions prises par la nature pour protéger la moelle épinière ne sont pas moins nombreuses; aussi, n'est-il pas commun de rencontrer une lésion de cette partie. Il le fallait, car elle n'a pas moins d'importance que le cerveau dans le mécanisme de la vie, puisqu'elle donne le mouvement et la sensibilité au tronc et aux membres, et qu'elle sert, selon M. Flourens, à réunir les mouvemens partiels aux mouvemens d'ensemble.

Les usages du cerveau proprement dit sont

très-importants et très-multipliés. On peut établir
d'une manière générale qu'il est l'organe essentiel
de l'intelligence, le principe de tous les moyens
dont nous pouvons user pour agir sur les corps
extérieurs, le point de relation des organes entre eux,
la clef mystérieuse qui unit la vie animale à la vie
intellectuelle, le foyer où arrivent toutes les impressions, où elles se transforment en sensations et
déterminent les volitions ou volontés. Gall a voulu
préciser les fonctions de chacune des parties du
cerveau : guidé par l'anatomie comparée, il a d'a-
bord établi que les parties antérieures étaient le
siége des facultés intellectuelles ; les parties latérales,
le centre des fonctions qui ont pour but la conservation de l'individu, et les parties postérieures,
celles qui paraissent être les organes régulateurs des
fonctions génératrices. L'observation paraît favorable à cette grande division ; mais il n'en est plus
ainsi lorsque l'auteur veut assigner un siége déterminé à chaque faculté ou penchant ; pour pro-
noncer sur cette doctrine, il faut attendre le résultat
de recherches ultérieures. Nous avouons, au reste,
avec MM. Brierre de Boismont et Breschet, ne pas
concevoir comment l'opinion de l'anatomiste badois
a pu le faire accuser de matérialisme ; nous l'avons
examinée avec la plus grande attention, sans y
trouver le moindre fait capable de détruire cette
idée si sublime et si consolante d'un principe im-
matériel qui tient tout l'organisme sous sa dépendance.

Les fonctions du cerveau, soumises aux mêmes
lois générales que les autres fonctions organiques,

se développent et se détériorent avec l'âge, se modifient d'après le sexe, le tempérament individuel,
les habitudes ; se troublent, s'affaissent ou s'exal-
tent selon certaines affections maladives et ne présentent de réalité dans leur étude qu'autant qu'elles
sont observées avec le flambeau de l'anatomie et
de la physiologie. Voilà pourquoi nos philosophes,
nos idéologues même les plus distingués se sont si
souvent trompés. Cependant, ce serait une prétention extravagante de vouloir tout expliquer par
la matière. Il est dans notre destinée de ne pénétrer aucune des causes premières qui régissent le
monde, et, tout en analysant les procédés de l'intelligence servie par les organes encéphaliques, nous
devons nous incliner devant le principe invisible
qui procéde à leurs opérations. Ces opérations qui
dérivent de la faculté de sentir, se réduisent à quatre,
savoir : 1° la *sensibilité* ou la propriété qu'a le cerveau de recevoir des impressions, soit du dedans,
soit du dehors ; 2° la *mémoire*, ou la faculté de
reproduire des impressions ou des sensations reçues
précédemment ; 3° le *jugement*, ou la faculté d'é-
tablir des rapports entre les sensations ; 4° les *désirs*
ou la *volonté*. Ces propriétés du cerveau se combinent, réagissent l'une sur l'autre et constituent
l'intelligence de l'homme et des animaux les plus
parfaits. Chez ces derniers, elles demeurent en leur
état de simplicité élémentaire, tandis que chez
l'homme bien organisé, elles acquièrent du développement, de la précision, se perfectionnent par
l'étude et permettent au cerveau de généraliser ses
idées, de former des abstractions, ce qui est la

plus parfait complément de l'organisme intel-
lectuel.

A côté de ces opérations de la masse intelligente,
il existe chez l'homme et chez les animaux des
besoins, des penchans innés presque indépendans
de la volonté et ayant pour but la conservation de
l'individu et la conservation de l'espèce. Ils constituent l'*instinct* propre à chaque être vivant. Chez
les animaux, cet instinct est brut, sans connaissance du but auquel il tend; chez l'homme, il est
éclairé et tient d'une part à son organisation purement animale, de l'autre à l'état social. Ainsi,
désirs animaux, désirs sociaux, actes qui nous rapprochent de la brute, actes qui nous en éloignent,
besoins différens modifiés les uns par les autres,
telle est l'existence individuelle de chaque homme.
Les *passions* qui ne sont autre chose qu'un sentiment instinctif poussé à l'excès, exagèrent les
volitions et forment cette longue série de maladies
morales plus difficiles à guérir que les maux physiques. Les animaux ne sont pas à l'abri des passions. Seulement, il faut observer que, chez eux,
elles ne se rapportent jamais qu'à la conservation
de l'individu ou à celle de l'espèce. La vengeance,
l'ambition, l'avarice, etc., sont des passions sociales,
nées de l'état de société, inséparables de la nature
et de la destinée de l'homme.

APPAREIL CONDUCTEUR DU SENTIMENT ET DU MOUVEMENT.

Des nerfs. Les anatomistes ont fait de l'étude
des nerfs une branche spéciale de la science de

l'homme, qu'ils ont appelée *névrologie*. Nous croyons plus rationnel, eu égard au plan suivi dans cet ouvrage, de placer leur description à la suite des considérations émises sur l'encéphale.

Les nerfs sont des cordons blanchâtres formés de filamens médullaires, ayant deux extrémités; l'une confondue avec la substance de l'encéphale; l'autre diversement terminée aux organes qui la reçoivent. Les uns veulent que tous les nerfs naissent de l'encéphale et finissent aux organes; les autres prétendent, au contraire, que les nerfs nés de chaque organe, vont former le cerveau par leur réunion. Ce sont des idées fausses, car les nerfs, ayant une structure tout-à-fait indépendante des organes qu'ils atteignent ou lient sympathiqnement, vivent de leur vie propre, ne commencent pas plus qu'ils ne finissent et forment une connexion compliquée de réseaux nommés *plexus* disposés ça et là dans l'immense trajet qu'ils parcourent. Les nerfs se divisent en tronc, en branches, en rameaux, en filets capillaires et en papilles. Dans les points où ils communiquent ensemble on rencontre fréquemment de petits renflemens appelés *ganglions*. Les nerfs sont tantôt arrondis, tantôt aplatis, souvent cannelés sur les côtés; leur longueur varie; volumineux vers la masse encéphalique, ils s'amincissent à mesure qu'ils s'en éloignent. Ce sont les organes des sens qui présentent les nerfs les plus gros. Ils s'y trouvent en grand nombre. La vision et l'audition s'opèrent au moyen de filamens nerveux épanouis en forme de membranes; mais on ignore tout-à-fait la disposition des radicules nerveuses dans les autres organes. La peau, surtout celle des lèvres et des mains reçoit une grande quantité de nerfs. Les membranes muqueuses en ont également de très-déliés. On en rencontre d'assez gros et d'allongés dans les muscles. Les artères et les veines en reçoivent peu. Leur présence n'a pas encore été démontrée dans les vaisseaux lymphatiques. La partie encéphalique des nerfs présente des filamens très-mous, très-deliés, qui se continuent avec la substance du cerveau ou de la moelle à peu de distance du point où ils se montrent. On a divisé les nerfs en *sensoriaux*, transmettant les sensations; en *moteurs*, présidant aux mouvemens, et en *mixtes* comme tous ceux de la moelle épinière, qui se distribuent à la fois aux muscles et à la peau. Les nerfs des muscles possèdent un rameau postérieur sensorial et un rameau antérieur qui est moteur. Le cerveau, proprement dit, fournit deux nerfs exclusivement sensoriaux; ce sont les *olfactifs*, qui abordent les fosses nasales où ils constituent l'odorat; et les *optiques* qui s'épanouissent au fond des orbites dont ils percent le sommet. La protubérance annulaire donne six troncs principaux qui vont se distribuer, les uns aux muscles des yeux, les autres à la peau du visage. Le nerf *auditif* est le seul des six qui soit exclusivement sensorial. Il se rend à l'oreille où il perçoit les sons. La moelle allongée fournit cinq troncs nerveux, parmi lesquels nous citerons le nerf *vague* ou *pneumo-gastrique* qui se répand dans la poitrine et le bas-ventre, et le nerf *du goût*.

De chaque côté de la moelle épinière partent

vingt-cinq troncs nerveux ; huit du cou, douze du dos et cinq des lombes. Deux de ces nerfs méritent qu'on les signale ; c'est le *sciatique*, siége de douleurs intolérables à la cuisse et à la jambe, et le *cubital*, dont le voisinage de la peau du coude occasionne souvent, au moindre choc dans cette partie, l'engourdissement de la région interne du bras. Tous ces nerfs se distribuent symétriquement par paires, vis-à-vis les uns des autres, de chaque côté de la ligne médiane.

Le nerf *grand sympathique* forme à lui seul le système nerveux de la vie organique ou animale. Il est considérable, se distribue à presque tous les viscères, surtout à ceux dont l'action n'est pas soumise à l'empire de la volonté, comme l'estomac, les intestins, le cœur, etc.; quelques nerfs du cerveau et presque tous ceux de la moelle vertébrale, concourent à sa formation. Il s'unit au nerf pneumo-gastrique et établit de la sorte une communication importante entre la vie de nutrition et la vie de relation.

A leur point de départ du cerveau, les nerfs sont recouverts par la *pie-mère*, et à leur issue du crâne et du canal vertébral, par la *dure-mère*. Cette membrane, sous l'apparence d'une enveloppe cellulaire résistante, les accompagne au commencement de leur trajet. Le plus ordinairement, les nerfs sont entourés d'un tissu cellulaire plus ou moins graisseux; chaque filet nerveux a lui-même une gaine cellulaire appelée *névrilème*. Les principaux troncs nerveux suivent le trajet des artères auxquelles ils se trouvent contigus.

Il n'est pas une partie sensible qui ne reçoive des nerfs ; mais tous ne s'y terminent point de la même manière. Ceux qui pénètrent les muscles se mêlent à leur substance en fibrilles si ténues qu'elles échappent au scalpel de l'anatomiste ; ceux qui vont aux viscères s'y montrent à peine, tant leurs filets sont déliés. Quelques nerfs se terminent dans le tissu des organes par des papilles ou des houppes nerveuses ; le nerf lingual est de ce genre.

Rien ne peut être comparé à la sensibilité nerveuse. L'irritation d'un nerf produit des douleurs atroces que la médication la mieux entendue ne parvient souvent pas à calmer. Beaucoup de malades atteints de *névralgie*, se sont donné la mort. Sans les nerfs, il n'y aurait pas de contraction musculaire, car les muscles se trouvent sous la dépendance immédiate du système nerveux. Aussi, la compression, la ligature d'un nerf entraînent-elles la perte ou la suspension du sentiment et du mouvement dans les parties musculaires soumises à l'action de ce nerf.

On ignore la disposition physique des fibres nerveuses, mais on sait qu'elles ont les mêmes propriétés chimiques que la substance cérébrale. Chaque nerf reçoit des artérioles et des radicules veineuses relatives à son volume.

Il serait impossible, dans l'état actuel de la science, d'expliquer l'action des nerfs d'une manière satisfaisante. Tout ce qu'on peut en dire, c'est qu'ils transmettent les impressions reçues par les sens, impressions nettement exprimées si elles viennent du dehors ; plus confuses, plus vagues, si elles viennent de l'intérieur.

Les sensations diffèrent les unes des autres par leur vivacité, leur énergie, leur durée. Telle sensation se modifiera par la sensation qui la précède ou la suit ; telle autre ne fera qu'effleurer l'âme d'un individu, tandis qu'elle ébranlera fortement celle d'un autre. L'âge, le sexe, le tempérament, les habitudes, le climat, les saisons, certaines dispositions individuelles, modifient les sensations, aussi a-t-on dit de tout temps que *chacun avait sa manière d'être ou de sentir*. Chez le fœtus, il n'existe vraisemblablement que des sensations internes ; à la naissance, les impressions se trouvent bien bornées ; les organes qui les perçoivent ayant acquis peu de développement, elles ne sont pas complètes et attendent, pour se perfectionner, que l'éducation des sens ait pu se faire. Cette éducation dépend de la répétition fréquente des mêmes actes, des mêmes impressions et de l'habitude acquise de les comparer. L'âge contribue à l'exactitude des sensations, mais il en diminue la vivacité. Elles s'émoussent tout-à-fait dans la vieillesse.

APPAREILS DES FONCTIONS NUTRITIVES.

APPAREIL DE LA DIGESTION.

Un travail constant de décomposition et de re-composition s'opère dans l'ensemble des organes ; ce mouvement constitue les fonctions nutritives, c'est-à-dire la *digestion*, la *respiration*, la *circu-lation*, l'*absorption* et les *sécrétions*.

Extraire des substances alimentaires les maté-riaux nutritifs, convenables à l'entretien du corps, tel est le but de la *digestion*. Cette fonction n'est pas seulement propre aux animaux, les végétaux l'exécutent également. Mais elle se complique à me-sure qu'on s'élève à un degré supérieur de l'échelle, et ses organes bornés à une simple surface extérieure chez les êtres les moins parfaits, deviennent très-compliqués chez l'homme.

Généralement, les organes digestifs se trouvent compris dans un canal étendu de la bouche à l'anus, canal d'autant plus long et d'autant plus compliqué que l'animal devra faire un usage plus habituel de végétaux. L'homme pouvant, par sa nature, se nour-rir indifféremment d'alimens végétaux et d'alimens animaux, tient le milieu, pour la disposition de l'appareil digestif, entre les herbivores et les carni-vores. Chez lui, cet appareil a la forme d'un canal contourné plusieurs fois sur lui-même, étendu de la bouche à l'anus et présentant une suite de ren-flemens et de rétrécissemens, d'inégalités plus ou moins prononcées. Il est divisé en plusieurs parties :

1° la bouche ; 2° le pharynx ou arrière-bouche ; 3° l'œsophage ; 4° l'estomac ; 5° l'intestin grêle ; 6° le gros intestin; 7° l'anus. Ses parois, minces et lisses, se composent dans toute leur étendue, d'une membrane interne dite *muqueuse* dont la structure varie dans chaque portion du canal, et d'une membrane externe, dite *musculaire*, formée de fibres circulaires et longitudinales. Beaucoup de vaisseaux sanguins se rendent au canal digestif ou en naissent; ils sont en nombre d'autant plus grand que la masse intestinale est placée plus bas, à cause de la sécrétion considérable qui a lieu dans les dernières zones du canal. Les nerfs s'y distribuent d'une manière inverse des vaisseaux. Divers fluides sont versés constamment dans le tube alimentaire, 1° par la *membrane muqueuse* qui le tapisse; 2° par des *follicules isolés* répandus en grand nombre à la surface de cette membrane ; 3° par des *follicules agglomérés* au voile du palais, à l'œsophage, à l'entrée de l'estomac ; 4° par des *glandes muqueuses* distribuées sous la voûte du palais, à chaque joue, autour de l'œsophage ; 5° par d'autres glandes dites *parotides, sous-maxillaires* et *sublinguales;* 6° enfin, le *foie* et le *pancréas* apportent un large tribut à ce réservoir commun pour la sécrétion de la *bile* et du *fluide pancréatique*. Une membrane séreuse appelée *péritoine* s'étend comme un voile protecteur autour des anfractuosités intestinales, les soustrait aux dangereux effets du ballottement, favorise leurs contractions, leurs glissemens les uns sur les autres et contribue sans doute à la liaison sympathique qui les unit aux autres organes abdominaux,

L'entrée du canal digestif, fermée antérieurement par les lèvres et les mâchoires, garnie d'une double rangée de petits os blancs très-durs que nous avons décrits plus haut, forme une cavité ovalaire appelée bouche. Cette cavité dont les dimensions varient chez tous les individus, contient la langue, organe essentiel du goût, ainsi que les glandes *salivaires*. A la base de la langue, le canal digestif se rétrécit, forme une espèce de vestibule rouge pâle et charnu nommé pharynx et se change en un cylindre légèrement aplati qu'on appelle *œsophage*. L'œsophage, appuyé sur la colonne vertébrale, descend verticalement le long du cou, pénètre dans la poitrine, passe derrière le cœur, traverse le diaphragme et arrive dans le ventre ou *abdomen*. Ici le tube intestinal s'élargit de nouveau pour former *l'estomac*, grand réservoir membraneux assez semblable à une cornemuse ou mieux encore à une cornue de chimie; il est placé transversalement, au-dessous du diaphragme, à gauche du foie, à droite de la rate, présente sa grande courbure en bas, et sa petite courbure en haut, son grand cul-de-sac à gauche, son petit cul-de-sac à droite. Ce cul-de-sac, formant une espèce d'entonnoir renversé, est garni d'un anneau appelé pylore qui marque la séparation de l'estomac et des intestins grêles. Le premier de ces intestins s'appelle *duodenum*, à cause de sa longueur qui n'a pas plus de douze travers de doigt. Les autres intestins grêles, divisés en *jejunum* et *iléon*, forment seuls la moitié du canal alimentaire en longueur, sont ramassés en paquet et fixés à la colonne vertébrale par un pli

du péritoine appelé mésentère qui s'ouvre en éven-
tail, reçoit une grande quantité de glandes et préside aux phénomènes de l'absorption alimentaire.
Au point où l'iléon se termine, le canal se dilate
pour former les gros intestins dont la première
partie située dans la fosse iliaque droite, est appelée *cœcum*. Une valvule, sorte de boutonnière,
sépare l'iléon du *cœcum*. Les lavemens ne la
franchissent jamais. C'est pour cela qu'elle a reçu
le nom de *barrière des apothicaires*. Le cœcum
est un intestin très-court. Il se continue avec le
colon, canal à trois courbures, l'une ascendante,
l'autre transversale, la troisième descendante. La
portion ascendante s'étend du cœcum à l'hypocondre droit. La portion transversale va de l'hypocondre droit au gauche; la descendante se prolonge
dans l'excavation du bassin jusqu'au *rectum*, dernière
modification de l'appareil alimentaire dont *l'anus*
forme la clôture.

Les muscles qui concourent à la formation du
canal alimentaire, lui donnent une contractilité
propre au travail digestif, surtout dans la partie
inférieure à l'estomac. Cette contractilité s'exerce
tantôt en longueur, tantôt en largeur, mais toujours partiellement. Les mouvemens circulaires partent du pylore et se succèdent de proche en proche,
de zone en zone jusqu'à l'anus; ce sont les *mouvemens péristaltiques* destinés à pousser la nourriture en bas. Des mouvemens opposés, appelés
pour cela *antipéristaltiques*, commencent à l'anus
et finissent à la bouche. Si ces derniers mouvemens
sont brusques, ils amènent le vomissement.

La digestion se compose de plusieurs actes successifs : ce sont 1° la *préhension des alimens* ; 2° la
mastication ; 3° l'*insalivation* ; 4° la *déglutition* ; 5°
l'*exercice* de l'*estomac* ; 6° celui des *intestins grêles* et
du *gros intestin* ; 7° l'*expulsion des matières fécales*.

Pour que les alimens portés à la bouche soient
saisis par elle, il faut que les mâchoires s'écartent,
l'inférieure beaucoup plus que la supérieure, que
la tête se porte légèrement en arrière, afin que la
mâchoire supérieure s'élève, et que les muscles de
cette partie agissent à la manière d'un levier du
troisième genre. Quand la bouche est pleine, le voile
du palais s'abaisse et toute espèce de communication se trouve empêchée de la bouche au pharynx.
Les alimens liquides ou pulpeux ne font guère que
traverser la bouche. Les alimens secs et durs y demeurent plus long-temps. Tout impressionent plus
ou moins l'organe du goût, mais ceux qui s'arrêtent
dans la bouche y éprouvent des changemens sous
le rapport de leur température et de la cohésion de
leurs parties constituantes. Les fluides muqueux et
salivaires de la bouche les pénètrent, tandis que
la langue les presse et les promène jusqu'à ce qu'ils
soient suffisamment réduits en pâte. Les mouvemens successifs d'élévation et d'abaissement de la
mâchoire inférieure, la contraction des muscles des
joues, de la langue et des lèvres, l'action des dents
pour le broîment ou la trituration du bol alimentaire,
achèvent le travail préparatoire commencé par la
langue. Alors la mastication et l'insalivation s'arrêtent,
la langue s'applique à la voûte du palais, en forme
de gouttière descendant d'avant en arrière et le bol

pressé par la langue, glisse jusqu'au pharynx. Tout-
à-coup le pharynx se contracte, se resserre sur le
bol, la base de la langue, l'os hyoïde, le larynx
s'élèvent et se portent en avant: l'épiglotte s'abaisse
pour couvrir le larynx et le bol glisse et s'engage
dans la partie supérieure de l'œsophage. Il parcourt
lentement ce canal, dont les parois se contractent et
se relâchent pour hâter sa marche, et il arrive à
l'orifice cardiaque de l'estomac. Cet organe, peu
comprimé par les viscères environnans, reçoit avec
facilité les premières bouchées d'alimens, mais sa
distension devient plus pénible à mesure que l'accumulation alimentaire augmente. Alors, au lieu
d'être aplati sur ses faces, il prend une forme arrondie, remplit presqu'entièrement l'hypocondre
gauche, au moyen de son grand cul-de-sac, se porte
en avant et fait un léger mouvement de rotation
dans ce sens, tandis que son extrémité pylorique
demeure presque immobile. Un tel changement en
amène un autre dans l'ensemble de la cavité abdominale : le ventre devient saillant; les viscères
abdominaux sont comprimés avec une force d'autant plus grande que l'estomac est plus rempli ; le
diaphragme refoulé vers la poitrine produit une
difficulté de respirer, de chanter et même de parler qui diminue à mesure que la digestion est en
progrès ; on éprouve souvent le besoin de rendre
l'urine et les matières fécales ; quelquefois le trop
plein de l'estomac remonte vers l'œsophage et produit ce qu'on appelle vulgairement des soulève-
mens d'estomac. La présence des alimens dans cet
organe produit la sensation d'un besoin satisfait,

augmente l'énergie des fonctions, engendre une
force nouvelle, accélère la circulation et jette l'individu dans un état de bien-être qui cesse quand
l'accumulation alimentaire est trop forte. L'estomac
conserve les alimens au moins deux heures, quelquefois plus, afin qu'ils se transforment en *chyme*,
substance homogène, légèrement acide, ayant une
odeur aigre, rougissant le papier de tournesol et
changeant de consistance et d'aspect selon la nature des substances ingérées. En général, les substances animales sont beaucoup plus vite converties en
chyme que les substances végétales. Combien de
fois rend-on des légumes presque entiers dont la
couleur seule est altérée par le contact de la bile.
Pendant que le chyme se forme, l'estomac éprouve
des contractions dans le sens de sa longueur. Ces
contractions, lorsqu'il est trop plein d'alimens, sont
bornées à la portion pylorique; elles gagnent le grand
cul-de-sac à mesure que l'organe se vide. Le temps
nécessaire à la chymification des alimens est su-
bordonné à leur composition chimique, à leur quantité, à la manière dont la mastication s'est opérée
et à certaines dispositions individuelles. Généralement, quatre ou cinq heures suffisent pour qu'un
repas ordinaire soit chymifié. La chymification n'est
pas une *action*, ni une *putréfaction*, ni une *trituration*, ni une *macération*, ni une *dissolution*
comme on l'a répété; c'est une action vitale dé-
terminée par des mouvemens, des contractions,
par une chaleur de trente-deux degrés et par l'imprégnation d'un suc particulier appelé *suc gastrique*
dont la nature varie probablement selon l'espèce

d'alimens ingérés. Les personnes robustes ne sentent guère le travail de la chymification, mais les gens faibles éprouvent d'ordinaire des frissons, une diminution d'activité dans l'action des sens, un engourdissement suivi quelquefois de sommeil. Le vulgaire prétend que ce sont de bonnes digestions; nous disons, nous, que ces digestions sont laborieuses. Quand elles s'accompagnent de renvois soit inodores, soit aigres, soit désagréables, on peut affirmer que l'estomac n'est pas dans ses conditions normales. Les contractions de l'estomac dont nous avons parlé tout-à-l'heure, répétées plusieurs fois, font franchir, par intervalles, le pylore à une certaine quantité de chyme. Ce chyme s'accumule entre les valvules du duodenum qui se contracte à son tour, soit pour déterminer l'écoulement de la bile et du fluide pancréatique, soit pour faire glisser le chyme dans la partie d'intestin grêle, appelée *jejunum*. Arrivé à la courbure du duodenum où viennent aboutir les extrémités du canal cholédoque et du canal pancréatique, le chyme se pénètre des fluides que charrient ces deux canaux, devient jaunâtre, amer, acquiert de la consistance ainsi qu'une couleur plus foncée à mesure qu'il s'avance dans les courbures intestinales, et se divise en deux parties, l'une, appelée chyle qui s'attache aux parois; l'autre, véritable résidu, qui gagne le gros intestin. C'est la contraction de l'extrémité inférieure de l'iléon qui fait descendre ce résidu dans le cœcum. Une fois qu'il y est introduit, il prend le nom de *matière fécale, d'excrémens*, etc., et ne pouvant refluer dans l'intestin grêle dont la

valvule iléo-cœcale lui ferme l'entrée, il passe dans
le colon, en parcourt fort lentement le trajet et
s'arrête à l'anus dont les muscles sphincters ferment
l'entrée. Le diaphragme et les muscles abdominaux
dont les contractions douces ont déjà contribué au
premier travail de la digestion, contribuent, par
des contractions plus fortes, à son achèvement; ils
poussent en bas toute la masse des viscères, portent leur effort sur la matière stercorale amassée dans
le rectum, et laissent au colon ainsi qu'au rectum
un rôle à-peu-près passif. Le sentiment de gêne et
de plénitude qu'on éprouvait avant cet acte défi-
nitif se change en un état de bien-être, à moins
que des efforts violens n'aient eu lieu. Ces efforts
s'accompagnent souvent de la sortie d'hémorroïdes
qui augmentent encore la difficulté des excrétions
fécales. Ces excrétions, soumises à l'empire de
l'habitude, se renouvellent ordinairement une fois
par jour. Quelques personnes vont à la garde-robe
deux fois dans les vingt-quatre heures. D'autres,
jouissent d'une santé parfaite quoique n'allant à la
selle que trois ou même deux fois par mois. Les
femmes, celles surtout qui ont eu plusieurs enfans,
qui sont délicates, sont obligées de recourir aux
clystères, parce que la contractilité des muscles
abdominaux et du diaphragme est trop faible pour
répondre victorieusement aux besoins de la nature.

   Les boissons parcourent le même trajet que les alimens, mais sans suivre le même ordre d'introduc-
tion. Tantôt le liquide entre dans le gosier par l'effet
de sa propre pesanteur; tantôt on forme le vide à
l'intérieur de la bouche et la pression atmosphérique

force les liquides à y pénétrer. Dans ce dernier cas, la bouche représente une pompe aspirante dont *l'ouverture* est fermée par les lèvres, le *corps* par les joues, le *piston* par la langue. L'action de humer, de sucer, de téter ne s'exécute pas autrement. Les boissons, cédant avec facilité à la moindre pression, peuvent être avalées avec beaucoup moins de difficulté que les alimens solides. Elles se comportent dans l'estomac à peu de chose près comme ces derniers, mais elles y séjournent peu. Certaines boissons, telles que l'eau, l'alcool, ne forment pas de chyme; d'autres boissons, telles que l'huile, le lait, sont réduites en chyme; le vin, le bouillon de viande, etc., sont en partie absorbés, et en partie changés en chyme. Ainsi, les liquides arrivent dans l'intestin grêle sous la forme de chyme et sous celle d'un fluide aqueux; ils n'y séjournent que très-peu et concourent avec les alimens à produire du chyle. Pour la plupart des estomacs, surtout dans l'enfance et la jeunesse, l'eau est la meilleure des boissons, celle qui dissout, ramollit, divise le mieux la masse alimentaire. Le vin, l'alcool, au contraire, excitent la membrane muqueuse intestinale, troublent souvent la digestion des personnes délicates, tandis qu'ils favorisent celle des individus peu excitables.

L'air atmosphérique peut arriver aussi dans l'estomac par la déglutition. Il s'y échauffe, s'y raréfie, produit quelquefois des douleurs, des envies de vomir, parcourt le tube intestinal quand il ne s'échappe point en remontant, et se joint avec différens gaz que produit le travail digestif. Les gaz contenus dans l'estomac occupent la partie supérieure de cet organe. Aussi, au moindre relâchement de l'ouverture cardiaque, ils remontent le long de l'œsophage et s'échappent par le pharynx en faisant quelque bruit. C'est ce qu'on appelle *éructation*. L'éructation se nomme *rapport* lorsqu'une certaine quantité de liquide ou de vapeur accompagne le gaz sorti de l'estomac; elle prend le nom de *régurgitation*, quand, au lieu de gaz, ce sont des parcelles d'alimens solides ou des liquides qui remontent de l'estomac dans la bouche. La régurgitation a lieu fort souvent chez les enfans, chez les personnes dont l'estomac est trop plein d'alimens, chez celles qui vont à la selle après avoir mangé, etc. Presque toujours la régurgitation est involontaire. Cependant il est des individus qui peuvent faire remonter les alimens de l'estomac dans la bouche. Tantôt ils les rejettent, tantôt ils les mâchent de nouveau et présentent une *rumination* réelle, analogue à celle de certains animaux herbivores. Le *vomissement* est un phénomène analogue à la régurgitation. Il en diffère néanmoins par la sensation interne qui l'annonce et qu'on appelle *nausée*, par les efforts qui l'accompagnent et la fatigue qui le suit. On a long-temps attribué les phénomènes précités aux contractions de l'estomac, mais c'est une erreur; ils dépendent, en grande partie, des contractions du diaphragme et des muscles larges de l'abdomen.

Etat des organes digestifs aux différens âges de la vie. Peu actifs chez les fœtus où ils n'ont pas d'alimens à digérer, les organes en question ne se montrent guère aptes dans l'enfance à exécuter un travail difficile. Au moment de la naissance, les parties de l'appareil digestif destinées à la préhension, à la mastication des alimens, à l'excrétion des matières fécales sont loin d'avoir le développement qu'elles acquerront plus tard et le tube intestinal se trouve encore trop faible pour supporter une alimentation forte et tonique. Chez l'enfant sorti depuis peu du sein de sa mère, la langue est volumineuse, les mâchoires sont petites, dépourvues de dents, les lèvres ont la facilité de s'allonger, et la succion, difficile à un âge plus avancé, est une opération toute naturelle. Vers la fin de la première année, on voit paraître les premières dents, appelées *dents de lait*. Les deux incisives moyennes et inférieures se montrent d'abord; viennent ensuite les incisives supérieures, puis les deux incisives latérales inférieures, ensuite les supérieures et successivement dans le même ordre les canines et les petites molaires. Quelquefois néanmoins les molaires précédent les canines. Ces dents se sont ordinairement fait jour avant l'âge de trois ans. Une année plus tard se montrent les quatre grosses molaires, et l'enfant conserve ses premières dents jusqu'à l'âge de sept ans, époque où elles tombent dans l'ordre de leur sortie des mâchoires. De nouvelles dents les remplacent et quatre grosses molaires s'y joignent. Entre quinze et vingt ans on voit paraître les quatre dernières molaires ou *dents de sagesse* qui complètent les mâchoires de l'homme, garnies de trente-deux dents. Leur sortie ne se fait pas sans douleur et souvent sans compromettre la rectitude symétrique des rateliers, car elles se montrent avec peine hors des alvéoles et repoussent les dents qui les avoisinent : en même temps que de nouvelles dents surviennent, les mâchoires, pour les recevoir, augmentent en solidité et en dimension; l'inférieure se courbe, son corps devient horizontal, ses branches forment avec lui un angle droit auquel s'insèrent, d'une manière presque verticale les muscles élévateurs, ce qui augmente la force des mouvemens de mastication. Quoique les dents soient d'une structure très-solide, leurs aspérités s'usent avec l'âge, surtout chez les personnes d'un tempérament scrophuleux. Ce sont celles de la mâchoire inférieure, qui, les premières, éprouvent quelque altération. Elles finissent aussi par sortir de leurs alvéoles et par tomber quand la vieillesse fait des progrès. Si leur chûte a lieu complètement, les gencives se durcissent, leurs bords alvéolaires s'amincissent et l'on mâche quelquefois avec une grande facilité. Chez l'enfant, dont la bouche comprime les alimens plutôt qu'elle ne les broie, afin d'en extraire le suc et de les imprégner de salive, la digestion se fait vite; les matières fécales sont naturellement jaunes et liquides, et s'échappent plusieurs fois le jour. Mais, à mesure qu'il avance en âge, elles prennent plus de consistance, une teinte plus foncée et sortent plus rarement. La mastication, qui ne saurait être parfaite qu'après la seconde dentition est toujours subordonnée à l'état des dents, à la direction plus ou moins oblique et à la forme des muscles de la mâchoire. Aussi, chez le vieillard, diverses causes concourent-elles à rendre la

mastication fort difficile, à moins de cas excep-
tionnels. La faculté digestive devrait aussi s'affaiblir
par le manque d'énergie du système musculaire,
par la diminution des contractilités organiques, et
cependant, elle semble, au déclin de la vie, re-
prendre une activité nouvelle, pour compenser,
dirait-on, les privations nombreuses auxquelles le
vieillard est exposé.

De la faim et de la soif. Un sentiment particulier dans la région de l'estomac et un abattement
général plus ou moins marqué indiquent le besoin
d'alimens solides. Ce sentiment n'est pas le même
pour chaque individu; il varie souvent chez la
même personne. Tantôt sa violence est extrême,
tantôt il est si faible qu'on s'en rend compte difficilement. Les uns éprouvent un resserrement, un
tiraillement plus ou moins pénible à la région épigastrique, les autres ressentent dans la même partie, une douce chaleur accompagnée de bâillemens
et d'un bruit particulier, effet des gaz qui se dé-
placent. A mesure qu'on avance, ces sensations deviennent plus vives, et la faiblesse augmente au
point de rendre tout mouvement impossible. Les
vieillards et les femmes délicates supportent beaucoup mieux la faim que les enfans et les adultes.
Les exercices gymnastiques, les changemens d'air,
les bains froids, les frictions accélèrent la nutrition
et tendent à accroître la faim. Certaines causes contribuent à la diminuer; tels sont l'habitation des
pays chauds et des lieux humides, le repos du corps
et de l'esprit, les passions tristes, l'usage des pré-
parations d'opium, de l'eau chaude, etc.

La soif, variable pour chaque individu, se manifeste par un sentiment de sécheresse, de chaleur et de constriction depuis l'arrière-bouche jusqu'au pylore. A mesure que la soif augmente, la muqueuse qui tapisse le tube alimentaire suspend les sécrétions qu'elle alimente, la salive diminue, change de nature; il survient une inquiétude vague, une ardeur générale accompagnées de douleur à l'épigastre, une respiration haletante, une circulation rapide, et si la soif persiste, on en meurt plus vite que de la faim. Beaucoup de causes dont l'appréciation est facile, contribuent à développer la soif. Elle est loin d'offrir la même intensité chez tout le monde. Les uns boivent vingt à trente litres dans les vingt-quatre heures; d'autres vivraient, pour ainsi dire, sans boire.

APPAREIL DE L'ABSORPTION OU LYMPHOLOGIE.

Il ne suffirait pas à la nutrition qu'une matière réparatrice telle que le chyle fût répandue à la surface interne du canal intestinal, il faut encore que ce chyle pénètre dans les organes au moyen d'un appareil particulier de vaisseaux appelés lymphatiques. La découverte des lymphatiques est récente. Avant qu'on les connût, on attribuait aux veines tous les phénomènes de l'absorption. Elles y concourent effectivement, mais c'est pour recevoir la *lymphe*, déjà charriée dans ses canaux particuliers. Ces canaux, appelés aussi canaux blancs, vaisseaux blancs, ont une disposition arborisée; ils sont minces, déliés, valvuleux et se trouvent à toutes les parties du corps excepté à l'encéphale, aux yeux, à la moelle épinière, au placenta ou arrière-faix. Les vaisseaux lymphatiques forment dans les membres et dans les parois du tronc, deux plans, l'un superficiel et l'autre profond qui accompagnent les nerfs et les vaisseaux sanguins ; originaires de la structure intime de chaque organe, ils s'en échappent en se repliant plusieurs fois sur eux-mêmes, forment un réseau à mailles serrées, se réunissent ensuite de manière à constituer plusieurs troncs particuliers d'une direction flexueuse et ayant entre eux de nombreuses communications. Sur leur trajet on trouve disposés à certaines distances des corps lenticulaires, ovoïdes, d'une nature glanduleuse appelés *ganglions*. On ignore la structure interne des ganglions, mais on suppose que les matériaux charriés par les lymphatiques y subissent un travail particulier. Ces ganglions, répandus partout où se trouvent des vaisseaux lymphatiques, sont en assez grand nombre au haut de l'aisselle et du jarret, au pli de l'aîné et du coude, etc. C'est pour cela qu'on frictionne de préférence ces parties quand on veut introduire par absorption une substance médicamenteuse dans l'intérieur du corps. Des vaisseaux lymphatiques très-nombreux et très-petits, naissant de la surface interne du canal digestif, surtout de l'intestin grêle, sont spécialement chargés de recevoir et de conduire le chyle dans les veines, aussi les appelle-t-on *chylifères*. D'une texture fort déliée à leur origine, ces vaisseaux forment entre eux un réseau à mailles assez fines, traversent un repli du péritoine appelé *mésentère*, grossissent à mesure qu'ils s'éloignent de l'intestin, et finissent par former

des troncs isolés qui marchent avec les artères mésentériques et vont aboutir au *canal thoracique*
où se rendent également tous les autres vaisseaux
lymphatiques. Le canal thoracique prend naissance
à la région supérieure du bas-ventre, et résulte
de la réunion des troncs chylifères et des troncs
lymphatiques des parties inférieures. Il forme là une
sorte d'ampoule appelée le *réservoir de Pecquet.*
Du bas-ventre le canal en question passe dans la
poitrine en traversant le diaphragme, s'appuie le
long de la colonne dorsale, à côté de l'artère *aorte*,
glisse derrière l'œsophage et va se rendre dans la
veine *sous la clavière gauche*, ainsi nommée parce
qu'elle est située sous la clavicule. Dans son trajet,
le canal thoracique reçoit successivement les troncs
lymphatiques du bas-ventre, de la poitrine et de
la tête. Les parois de ce canal et des vaisseaux du
même genre sont formées de deux membranes ;
l'une interne, mince, dont les replis constituent des
valvules ; l'autre externe, fibreuse, peu épaisse,
mais assez résistante.

On ne sait trop comment se fait l'absorption du
chyle. Les explications qu'on en a données sont
presque toutes dénuées de raison. Sa marche dans
les vaisseaux qui le charrient est due à leur contractilité organique, à la pression des muscles abdominaux lors des mouvemens inspiratoires et à
une propriété vitale qui n'a sans doute rien de
mécanique. La vitesse de son cours varie. Elle est
d'autant plus grande qu'il se trouve plus abondant.
On ne sait encore quelles modifications apportent
l'âge, le sang, le tempérament, les habitudes dans

la marche et l'absorption du chyle. Les glandes mésentériques, il est vrai, semblent s'atrophier chez le vieillard ; mais leurs fonctions cessent-elles pour cela, et ces fonctions qu'on dit être d'assimilation sont-elles bien réelles ?

La *lymphe*, liquide d'une saveur salée, de couleur rosé ou jaunâtre ou rouge-garance, d'une odeur semblable à celle du sperme, liquide auquel certains médecins ont attribué des propriétés charmantes qu'il faudrait constater, se trouve accumulée en plus ou moins grande quantité dans les vaisseaux blancs. Sa marche est semblable à celle du chyle ; elle se rend avec lui dans le système veineux après avoir rempli le canal thoracique et un autre vaisseau situé du côté opposé à ce canal et aboutissant dans la veine sous-clavière droite. La lymphe se trouve toujours en beaucoup moins grande quantité dans les vaisseaux lymphatiques des membres que dans ceux du tronc et de la poitrine ; elle traverse une série de glandes dont on ignore l'usage, glandes dont la structure et le volume changent par les progrès de l'âge sans que rien annonce que la faculté absorbante des vaisseaux lymphatiques se fasse moins bien. On voit donc qu'un profond mystère cache encore les phénomènes de la lymphologie.

D'après ce qui a été précédemment exposé, on pourrait supposer que l'absorption interne n'a lieu que dans certaines parties du conduit alimentaire ; mais ce serait une erreur, car elle se fait partout où s'étend la *membrane muqueuse*, sorte de peau interne qui tapisse, indépendamment du canal alimentaire, les fosses nasales, le larynx, les bronches et leurs dernières ramifications, le canal urinaire, la vessie, le vagin et la matrice. On sait avec quelle rapidité les gaz délétères pénètrent dans l'économie par l'entremise de la muqueuse des poumons; on sait combien il devient facile, après un contact impur, de contracter la maladie vénérienne, et avec quelle chance de succès on administre des médicamens par injections dans la verge, le vagin, la matrice, ou en frictions sur la langue, etc. Ces modes de médication reposent sur la faculté absorbante dont les membranes muqueuses sont douées.

Extérieurement, l'absorption a beaucoup moins d'activité, parce que la peau dont la structure présente la plus grande analogie avec les muqueuses, est recouverte d'une espèce d'écorce (épiderme) plus ou moins épaisse, plus ou moins rude, qui la garantit du contact de l'air. Ainsi, la peau des mains n'absorbe presque pas; celle des aînes et des aisselles absorbe au contraire beaucoup plus parce qu'une transpiration presque continuelle s'en exhale avec abondance, entretient sa souplesse et la libre ouverture de ses pores. Les femmes et les enfans, chez qui le système lymphatique se trouve infiniment plus développé que chez les autres individus, jouissent aussi, à l'intérieur, d'une faculté d'absorption plus prononcée. S'il était besoin de prouver à quel point la peau absorbe, on indiquerait la différence de poids que présente le corps de l'homme, avant ou après un bain, la différence dans la sécrétion des urines, la gène qu'éprouvent

les hydropiques et les femmes enceintes , lorsqu'ils
ont fait usage d'une immersion prolongée, etc.
Quand l'épiderme est enlevé sur un point, l'absorption y est bien plus active. Combien de névroses
soulagées et même guéries instantanément après
avoir appliqué sur un vésicatoire quelques grains
d'extrait gommeux d'opium, de belladone, ou le
quart d'un grain d'acétate de morphine !...

APPAREIL CIRCULATOIRE. (Angiologie et Vénologie.)

On a donné le nom d'*angiologie*, du grec *an-
gion*, vaisseau, à cette partie de l'anatomie qui
s'occupe des artères, et *vénologie* à celle qui a
pour objet l'étude des veines. Le cœur forme le
point de réunion, le centre de ces deux ordres
de vaisseaux.

Du cœur et de son enveloppe. Une membrane
fibro-séreuse nommée *péricarde* du grec *peri*, autour, *cardia*, cœur, enveloppe le cœur et le commencement des gros vaisseaux. Il a la forme d'un
sac irrégulièrement conoïde, se compose de deux
membranes, l'une extérieure fibreuse, l'autre intérieure séreuse, et se trouve placé à gauche, au
milieu de la poitrine, entre les deux poumons.
Il est en rapport, à son extrémité inférieure, avec
le centre du diaphragme, en avant avec la plèvre,
le sternum et les cartilages des côtes, en arrière
avec les bronches, l'œsophage et l'aorte, sur les
côtés avec les plèvres, etc.

Le cœur, muscle creux de la grosseur du poing
chez l'adulte, dirigé obliquement de haut en bas,
d'arrière en avant et de droite à gauche, ayant la

forme d'un cône très-irrégulier, légèrement aplati d'avant en arrière, présente les mêmes rapports que son enveloppe et correspond à l'intervalle des cartilages des cinquième et sixième côtes. L'intérieur du cœur est divisé en quatre cavités, les unes à droite, les autres à gauche : les premières renferment toujours du sang noir; les secondes, du sang rouge; les cavités droite et gauche ne communiquent pas entre elles, du moins chez l'adulte, et présentent chacune deux subdivisions : la première de ces subdivisions est l'oreillette située à la partie supérieure du cœur; la seconde est le ventricule placé au-dessous de l'oreillette.

Oreillettes. Chaque oreillette a quatre parois. La paroi antérieure présente un prolongement qui plonge dans l'intérieur de la cavité, c'est l'*appendice auriculaire*, et une ouverture à laquelle on a donné le nom d'ouverture *auriculo-ventriculaire*. Une dépression ovalaire, indice du trou de botal chez le fœtus, se trouve à la paroi interne.

Ventricules. Les ventricules ont une disposition semblable à celle des oreillettes. Une grande quantité de colonnes charnues garnissent leur cavité. Ils présentent chacun deux ouvertures à leur base. Au point de communication des oreillettes avec les ventricules se trouve une ouverture appelée *tricuspide* pour le ventricule droit, et *mitrale* pour le gauche, parce qu'elle offre trois languettes dans l'une et seulement deux dans l'autre. Ces valvules circulaires s'appliquent contre les parois des ventricules : elles ne s'en écartent qu'afin d'empêcher le sang de refluer lorsque les contractions du cœur le poussent dans l'artère correspondante. Les deux ventricules diffèrent l'un de l'autre par leur grandeur et la disposition de leurs colonnes charnues. Ces colonnes sont en plus grand nombre dans l'oreillette et le ventricule droit, afin que le le chyle, la lymphe et le sang veineux qui y abordent s'amalgament avec plus de facilité. Le ventricule de ce côté présente aussi des parois moins épaisses que le ventricule gauche, parce qu'il doit exercer des efforts moins considérables. Les oreillettes reçoivent le sang de toutes les veines et le transmettent aux ventricules, qui le poussent par les artères, le ventricule droit dans les poumons, le gauche dans toutes les parties du corps. Les veines caves supérieure et inférieure, chargées des produits divers que leur procure l'absorption, se déchargent dans l'oreillette droite, tandis que les quatre veines pulmonaires versent dans l'oreillette gauche le sang qui arrive des poumons où il a été vivifié par l'air. Le ventricule droit donne naissance à l'*artère pulmonaire*, canal considérable, mais court, qui porte aux poumons le sang noir venu de toutes les parties du corps pour recevoir l'oxigène de l'air. Le ventricule gauche fournit en haut et à droite l'artère *aorte* chargée de transmettre dans l'arbre artériel le sang rouge qui arrive des poumons. Ainsi, ce sont les artères, canaux membraneux, élastiques et cylindriques qui portent le sang du cœur à tous les organes. Leur calibre diminue à mesure qu'elles s'éloignent du centre circulatoire pour vivifier les extrémités où elles se terminent en s'abouchant avec les veines et les vaisseaux exhalans, sans qu'il soit possible de reconnaître ce point de réunion. Trois membranes composent les vaisseaux artériels. *L'interne*, mince, lisse, ayant une grande analogie avec les séreuses, est tout-à-fait semblable à celle qui tapisse les cavités gauches du cœur. La *moyenne*, épaisse, jaune, formée de fibres transversales, est de la nature des ligamens jaunes, et jouit d'une grande élasticité. L'externe se compose d'un tissu fibro-cellulaire assez doux pour favoriser les glissemens légers que la circulation imprime aux vaisseaux. Les artères possèdent des vaisseaux particuliers qui servent à leur nutrition et qu'on a nommés *vaisseaux des vaisseaux*. Quoique l'arbre artériel soit fort compliqué par ses embranchemens et ses anastomoses, on peut néanmoins le ramener à deux troncs principaux qui constituent tout le système circulatoire artériel, ce sont l'artère pulmonaire et l'artère aorte. Toutes les autres artères, décorées de noms particuliers, dérivent de ces deux canaux.

L'artère pulmonaire, née, comme nous l'avons dit, du ventricule droit, ne forme d'abord qu'un seul tronc qui se divise en deux branches, l'une destinée au poumon droit, l'autre au poumon gauche. Chacune de ces branches se divise et se subdivise ensuite au point de former une infinité de petits vaisseaux filiformes qui entrent dans la composition intime des poumons. Le sang que charrie cette artère est noir. En arrivant dans les poumons il change de couleur par une action chimique que nous exposerons plus tard.

L'aorte, la plus volumineuse de toutes les artères, naît du ventricule gauche, se dirige d'abord en haut, fournit les artères coronaires dont la forme contournée représente une couronne, se recourbe au niveau de la troisième vertèbre dorsale, et prend une direction inverse en formant une arcade appelée *crosse de l'aorte*; elle s'appuie alors sur le côté gauche de la colonne vertébrale, descend presque verticalement, traverse le diaphragme, pénètre dans l'abdomen et se divise au devant de la dernière vertèbre des lombes, en deux troncs appelés *artères iliaques primitives*.

La crosse de l'aorte fournit à droite l'artère *brachio-céphalique* qui, en se divisant, forme l'artère *carotide primitive* et la *sous-clavière* du côté droit; à gauche l'artère *carotide primitive* et l'artère *sous-clavière*. Les carotides primitives sortent de la poitrine, montent perpendiculairement le long du cou, laissent entre elles un intervalle occupé par le larynx, la trachée-artère et l'œsophage, puis se divisent au niveau de l'angle de la mâchoire inférieure en deux branches appelées *carotide interne* et *carotide externe*. Ce sont les battemens de la carotide externe qui s'observent de chaque côté du cou. Cette artère fournit huit branches principales dont les rameaux se distribuent au cou et à la face. La carotide interne gagne un canal appelé *carotidien*, creusé dans l'épaisseur de l'os temporal, pénètre dans le crâne accompagnée de filets nerveux importans, fournit des artères à plusieurs paires de nerfs, à l'œil et à différentes parties du cerveau. Les artères sous-clavières produisent la *mammaire interne* d'où naissent plusieurs autres artères ; la *thyroïdienne inférieure* qui fournit aussi quelques vaisseaux, et l'*artère vertébrale.* Cette dernière passe dans les trous dont les apophyses transverses des vertèbres cervicales sont percées, monte à la base du crâne où elle se réunit à l'artère vertébrale du côté opposé pour former un tronc volumineux, mais court qui remplit la gouttière *basilaire* de l'occipital et qu'on a nommée pour cela *artère basilaire*. Elle fournit plusieurs branches à la partie supérieure, inférieure et postérieure du cerveau.

Lorsque l'artère sous-clavière arrive au creux de l'aisselle, elle prend le nom d'*axillaire* (de l'aisselle) puis celui de *brachiale* (du bras) dès qu'elle en est sortie. Parvenue à l'avant-bras, cette artère brachiale se divise en deux branches principales, dont l'une, située en dedans, forme l'artère *cubitale* (du cubitus), tandis que l'autre se dirige extérieurement pour longer l'os radius, ce qui l'a fait appeler *radiale*. Cette artère descend du pli du bras à la paume de la main où elle forme une arcade appelée *palmaire profonde*.

Lorsque l'aorte a produit la sous-clavière et la carotide primitive, elle descend, comme nous l'avons déjà dit, et conserve le nom d'*aorte thoracique* tant qu'elle appartient à la poitrine. Cette partie de l'aorte fournit les *bronchiales* qui se distribuent aux poumons ; les *œsophagiennes* qui vont à l'œsophage ; les *intercostales* qui suivent la courbure des côtes ; les *médiastines postérieures* qui se rendent à la partie postérieure du *médiastin*. Le médiastin est une cloison membraneuse qui divise verticalement la poi-

trine en deux parties égalés et qui résulte de l'adosse-
ment des deux plèvres.

Dès que l'aorte a traversé le diaphragme, elle change
de nom et s'appelle *aorte descendante inférieure* ou
abdominale. Sa mission consiste à distribuer aux viscères contenus dans le ventre le sang qui leur est
indispensable. Pour cela, elle se partage en plusieurs
troncs principaux appelés tronc *cœliaque*, tronc *rénal*
qui va aux reins et tronc *iliaque primitif*. Ces troncs
se subdivisent ensuite en un certain nombre de vaisseaux artériels secondaires. Le tronc cœliaque fournit l'artère *coronaire stomachique* qui se rend à
l'estomac; l'artère *hépatique* destinée au foie et l'artère
splénique qui va à la rate. Les *iliaques primitives* ne
sont pas longues. Après un court trajet elles se divisent en deux branches appelées *iliaques externes*
et *iliaques internes* ou *hypogastriques*. De chacune
des artères hypogastriques naissent l'*ilio-lombaire*,
l'*obturatrice*, l'*hémorroïdale moyenne*, les *vési-
cales*, l'*ombilicale* et plusieurs autres. L'iliaque externe ne fournit, au contraire, que deux artères,
l'*épigastrique* située intérieurement et l'*iliaque antérieure*, qui se distribue à l'extérieur.

L'artère iliaque externe, arrivée à l'arcade crurale,
passe sous un ligament appelé *ligament de Fallope*
et se porte à la cuisse où elle prend le nom d'*artère
fémorale* ou *crurale*. L'artère fémorale va au
creux du jarret, prend alors le nom d'artère *poplitée*, donne plusieurs rameaux à l'articulation tibio-
fémorale ou du genou, et se divise, au-dessus du
jarret, en deux branches principales appelées *tibiale antérieure* et *tibiale postérieure*. La tibiale

antérieure, située, comme son nom l'indique, à la partie antérieure de la jambe, descend de l'extrémité supérieure de l'os péroné, gagne le tarse, glisse sous un ligament du pied nommé ligament annulaire et se partage aux muscles de cette région en prenant la dénomination d'artère *pédieuse*. La tibiale postérieure, glissant le long du tibia, se porte vers la malléole interne, se divise sous l'os calcaneum en deux branches nommées artères *plantaires* et vivifie la plante du pied.

Voilà très en abrégé, ce en quoi consiste le système artériel ; le système veineux chargé de rapporter au cœur le sang de toutes les parties du corps, est beaucoup plus compliqué. Les *veines* à leur naissance dans les organes, présentent une si grande capillarité qu'elles échappent à nos moyens d'investigation. Après s'être anastomosées entre elles un grand nombre de fois, de manière à constituer une sorte de lacet à mailles rapprochées et fort ténues, les veines augmentent de volume et forment des vaisseaux dont la grosseur et la disposition varient d'après la texture intime de chaque organe. La rate, l'iris, le mamelon, les corps carverneux de la verge, le clitoris, l'urètre, le gland, etc. semblent presque entièrement formés de radicules veineuses.

Il est hors de doute aujourd'hui que les extrémités des veines communiquent avec les artères et les vaisseaux lymphatiques ; elles s'ouvrent aussi à la surface des membranes et contribuent à l'absorption d'une manière directe. Lorsque les veines quittent les organes pour marcher vers le cœur, elles affectent des dispositions différentes, sont flexueses, s'anastomosent, diminuent en nombre, augmentent en volume, de telle sorte qu'arrivées à l'oreillette droite du cœur, elles ne présentent que trois troncs dans lesquels se résume toute la circulation veineuse. Beaucoup de veines possèdent comme les artères, dans leur intérieur, des replis appelés *valvules*, d'autant plus multipliés que la veine est plus large et que le sang doit la parcourir avec une difficulté plus grande. Ces valvules ou replis de membranes s'opposent au recul du sang qui chemine contre les lois de la pesanteur. Trois membranes concourent à la texture des veines comme à celle des artères.

La membrane externe des veines, de nature fibro-cellulaire, a beaucoup d'analogie avec celle des artères ; la membrane moyenne, fibreuse, extensible, est assez résistante ; la membrane interne, mince, lisse, très-extensible et très-souple, assez forte pour supporter la pression des fils à ligature, fournit les valvules dont nous venons de parler et forme quelquefois à elle seule le tissu des veines. Les sinus cérébraux, les canaux veineux des os, les veines sus-hépatiques se trouvent dans ce cas.

Bichat croyait les veines dépourvues d'élasticité. C'est une erreur, et l'on s'étonne que cet illustre physiologiste l'ait commise. Les veines reçoivent, pour leur nutrition particulière, un grand nombre de petites artères et des filets du nerf grand sympathique.

Les veines présentent dans l'économie deux systèmes bien distincts ; l'un général, ramène le sang de toutes les parties du corps à l'oreillette droite, l'autre ramène le sang du poumon à l'oreillette gauche.

L'abdomen renferme en outre un système particulier appelé *système de la veine porte*. Il est intermédiaire entre les ramuscules des artères gastriques, intestinales et spléniques et les radicules des veines hépatiques.

Les veines ont ordinairement une situation et des rapports semblables à ceux des artères. Destinées à communiquer les unes avec les autres, soit par les vaisseaux capillaires du poumon, soit par les vaisseaux capillaires répandus dans la texture de chaque organe, elles marchent presque toujours ensemble. Souvent même une artère est côtoyée par deux veines d'un volume égal au sien, chose essentielle, car la marche du sang dans les veines est bien moins rapide que dans les artères. Aux extrémités supérieure et inférieure, les veines forment deux plans, l'un intérieur qui accompagne les artères, l'autre extérieur placé sous la peau. Ces deux plans communiquent ensemble par de nombreuses anastomoses : il en résulte que le sang peut refluer d'un plan dans un autre quand quelque obstacle se présente à sa progression. S'il en était autrement, à tout instant on serait exposé à des engorgements sanguins dont l'effet se propagerait jusqu'au cœur. C'est encore pour éviter cette stagnation que les veines ont des courbures moins prononcées que les artères et qu'elles offrent de nombreux rameaux de communication.

Il faut étudier les veines dans un ordre inverse à celui des artères ; les prendre à leurs rameaux capillaires et les suivre à mesure qu'elles grossissent jusqu'au cœur. C'est la marche de la nature, ce doit être celle de la science. Prenons les extrémités inférieures ; au bord externe du pied se trouve la petite veine *saphène* qui passe au-devant de la malléole externe (la *cheville*), remonte et va se rendre avec la *tibiale antérieure*, la *tibiale postérieure* et la *péronière* dans la *veine poplitée*. Sur le dos du pied et au devant de la malléole interne apparaissent plusieurs rameaux veineux qui se réunissent au-dessus du pied pour former la grande veine *saphène*, ou *saphène interne*, laquelle communique avec la *saphène externe*, monte le long de la partie interne de la jambe et de la cuisse jusqu'à la veine crurale où elle s'ouvre. La veine crurale, entièrement analogue à l'artère du même nom, se jette dans la veine *cave inférieure*. Chez l'homme, les veines qui se voient à la verge, qui circulent dans les testicules, quelques-unes de celles qui viennent de la vessie et de la glande prostate ; chez la femme, des branche sappartenant aux grandes lèvres, au clitoris, et généralement à l'ensemble des parties sexuelles externes forment un plexus considérable qui se vide dans la veine *hypogastrique* ou *iliaque interne*. La veine *iliaque externe*, succédant à la crurale, reçoit aussi plusieurs vaisseaux et se rend avec l'iliaque interne dans l'*iliaque primitive*, qui, après avoir monté depuis la symphise sacro-iliaque jusqu'à l'articulation des quatrième et cinquième vertèbres du dos, se réunit à sa semblable et forme la *veine cave inférieure*. Cette veine cave monte depuis les vertèbres précitées jusqu'à l'oreillette droite du cœur où elle verse en abondance le sang provenant des artères précitées ainsi que des *veines sacrées*, *lombaires*, *spermatiques*, *rénales*, *capsulaires*, *hépatiques, diaphragmatiques inférieures*, etc.

Des radicules qui commencent sur le dos de la main et sur les muscles du pouce, forment un tronc, lequel monte le long de la partie externe et antérieure de l'avant-bras, sous le nom de *veine radiale superficielle;* d'autres radicules très-multipliées se distribuent à la partie interne du dos de la main et à la face postérieure des doigts, et forment en dedans de la main la *veine salvatelle*, laquelle remontant à la partie postérieure et interne de l'avant-bras, prend le nom de *veine cubitale postérieure*. Cette veine se joint à la *cubitale antérieure* qui vient de la partie interne et antérieure de l'avant-bras. Une autre veine appelée *médiane basilique* formée de rameaux qui viennent des muscles antérieurs superficiels et profonds de l'avant-bras, se joint à la *veine médiane céphalique* qui monte en dehors du pli du bras, après avoir reçu la radiale superficielle, s'élève à la partie externe et antérieure du bras et va s'ouvrir dans la veine axillaire. A la partie interne du bras, les veines cubitale antérieure et postérieure et médiane basilique engendrent la *veine basilique*, qui s'enfonce profondément dans le creux de l'aisselle et gagne la veine axillaire qu'elle concourt à former. La veine basilique a plus de volume que la céphalique. Nous avons voulu nous étendre sur la description de ces veines afin d'en faire bien connaître la distribution, car c'est au pli du bras que se pratique la saignée. La veine axillaire monte obliquement en dedans, au-dessous de la clavicule, au-devant de l'artère du même nom, se continue en prenant le nom de *sous-clavière*, pénètre dans la poitrine, derrière le sternum, reçoit les veines *mammaire externe*, *thyroïdienne* gauche, *jugulaires*, *vertébrales*, *intercostales* et concourt avec la veine du côté opposé à former la *veine cave* supérieure, tronc énorme qui s'étend depuis le cartilage de la première côte droite jusqu'au cœur. Dans ce court trajet, la veine cave reçoit les veines *azygos*, la *mammaire interne*, la *thyroïdienne inférieure droite*, plusieurs branches *médiastines*, *péricardines*, *diaphragmatiques*. La veine azygos forme un point de communication entre les deux veines caves supérieures. C'est encore dans la veine cave supérieure que se rendent la veine *jugulaire externe* et la veine *jugulaire interne*, troncs considérables qui accompagnent les carotides le long du cou et qui apportent au cœur tout le sang distribué à la face, au cerveau et au cou. Le cœur a aussi ses vaisseaux propres appelés veines *cardiaques*. Enfin, le *système de la veine porte* prend ses racines dans tous les organes de l'abdomen, excepté dans les reins, la vessie et la matrice. Ces rameaux se réunissent plusieurs fois et forment deux troncs considérables appelés veines *splénique* et *mésentérique supérieure* lesquelles donnent naissance à la *veine porte* qui, dans un trajet d'environ quatre pouces, passe sous le pancréas, le duodenum et le foie où elle pénètre après s'être divisée en deux branches qui se subdivisent à l'infini.

Les veines *pulmonaires*, au nombre de quatre, deux pour chaque poumon, naissent des dernières ramifications des artères pulmonaires et se terminent à la partie supérieure et postérieure de l'oreillette gauche du cœur. Les pulmonaires ont cela de particulier qu'elles ne renferment que du sang rouge, tandis que les autres veines sont remplies de sang noir. Leur structure est semblable à celle de ces dernières, mais elles n'ont pas de valvules et ne s'anastomosent plus entre elles dès qu'elles ont acquis une certaine grosseur.

Avant de nous occuper du mécanisme de la circulation et des phénomènes qui l'accompagnent, il convient de présenter quelques notions sur le *sang*. Ce liquide, d'une couleur rouge brun assez foncé tant qu'il est dans les veines, prend une teinte vermeille, rutilante lorsqu'il se trouve dans les artères. Il a une odeur fade, une saveur particulière. Sa température moyenne est de trente un à trente-deux degrés de Réaumur, sa pesanteur un peu plus grande que celle de l'eau. Lorsque le sang veineux, extrait des vaisseaux qui lui sont propres, est abandonné à lui-même, il forme une masse molle qui se sépare tout-à-coup en deux parties, l'une liquide, jaunâtre, transparente appelée *sérum*; l'autre molle, presque solide, d'un brun-rougeâtre foncé appelée *cruor* ou *caillot*. Le caillot est beaucoup plus lourd que le sérum; il est formé de fibrine et de matière colorante; le sérum contient beaucoup d'eau, de l'albumine et des sels. Il y a, dans la fibrine du sang, de l'oxide de fer, du phosphate de chaux, de la chaux pure, de l'acide carbonique, etc.,

en proportions variées. Le sang contient de plus
une infinité de matières différentes qui lui sont ap-
portées par l'absorption. Lorsqu'après son arrivée
dans le poumon, le sang veineux a subi l'action de
l'air, son odeur devient plus forte, sa couleur plus
vive, sa saveur plus prononcée; sa température
s'élève d'un degré. Voici, au reste, d'après M.
Mágendie, le tableau des différences qu'offrent le
sang veineux et le sang artériel;

	SANG VEINEUX.	SANG ARTÉRIEL.
Couleur	Rouge brun	Rouge vermeil.
Odeur	Faible	Forte.
Température	31 ° R.	Près de 32 ° R.
Capacité pour le calorique.	852	839.
Pesanteur spécifique	1051	1049.
Coagulation	Moins prompte	Plus prompte.
Sérum	Plus abondant	Moins abondant.

Mécanisme de la circulation. Les anciens n'a-
vaient aucune idée de la circulation du sang. Ce fut
Guillaume Harvey, premier médecin de Jacques Ier
et de Charles Ier rois d'Angleterre qui la découvrit.
Il vivait au XVIIe siècle. Avant lui, on supposait
que les vaisseaux charriaient des esprits subtiles.
Harvey expérimenta qu'en coupant une artère, le sang
jaillit du bout supérieur et vient par conséquent du
cœur, et qu'en coupant une veine il jaillit de l'extrémité inférieure; preuve que la circulation parcourt deux ordres de vaisseaux, les uns, chargés
de porter le sang aux extrémités, les autres chargés
de le rapporter des extrémités au centre. Une autre
expérience confirma le médecin anglais dans ses
idées. Il lia une veine et une artère. Dans le premier cas, le gonflement eut lieu au–dessous de la

ligature, dans le second elle eut lieu au-dessus. Aucune expérience ne pouvait être plus concluante. On nia le fait néanmoins et tel est le sort des plus précieuses découvertes qu'on refusa au célèbre Harvey la priorité de la science lorsqu'il fut démontré qu'elle l'immortaliserait. Depuis lui, Malpighy, Leuwen-hoeck, Spallanzani, Breschet, Magendie complétèrent les recherches d'Harvey.

Supposons le cœur rempli de sang, comme il l'est d'habitude tant qu'il y a vie ; l'oreillette droite après avoir mêlé, par les mouvemens oscillatoires de ses colonnes charnues, le fluide composé qu'elle reçoit, se contracte sur lui, et le pousse dans le ventricule du même côté. Ce ventricule, irrité par la présence du liquide, se contracte à son tour, et le pousse dans l'artère pulmonaire dont l'ouver-ture du côté du cœur est très-large. Son reflux dans l'oreillette deviendrait inévitable quand la contraction cesse, mais la valvule tricuspide, espèce de soupape, se relève à chaque contraction et l'empêche de rétrograder. D'un autre côté, les valvules *sigmoïdes* comparées au sigma des Grecs, plus comparables à des nids de pigeons, garnissent l'orifice artériel du ventricule et s'opposent à ce que le sang qui s'en échappe, revienne sur lui-même. Ce liquide passe ainsi dans les radicules de l'artère pulmonaire avec d'autant plus de rapidité et d'abondance que les contractions du ventricule sont plus fortes et plus fréquentes. A chaque contraction, le ventricule se resserre, l'artère se dilate ; dès que la contraction cesse, les valvules sygmoïdes s'abaissent, les canaux artériels s'affaissent également jusqu'à ce qu'une nouvelle contraction ait lieu. Ce phénomène est appelé la *pulsation* de l'artère, pulsation d'autant plus sensible qu'elle est plus voisine du cœur. C'est un acte intermittent et dont la régularité atteste toujours que les appareils organiques fonctionnent convenablement. On a voulu déterminer la quantité de sang qui pénètre dans les poumons à chaque contraction du ventricule, mais il serait très-difficile de l'apprécier. Quant à l'action contractile des vaisseaux capillaires dans la circulation des poumons, action supposée on ne sait trop pourquoi, on peut la dire purement gratuite. Lorsque le sang s'est imprégné d'air, il sort des poumons comme il y est entré; l'oreillette gauche du cœur se dilate et le sang des quatre veines pulmonaires s'y précipite; elle se contracte ensuite et le liquide qui la remplit passe dans le ventricule. Ce ventricule se dilate et se contracte à son tour; une valvule *oriculo-ventriculaire* empêche le sang de rétrograder; il s'engage dans l'aorte en soulevant les trois valvules sigmoïdes qui s'étaient abaissées durant la dilatation du ventricule, et l'aorte se dilatant, puis se resserrant au moyen de sa tunique moyenne, aide à l'impulsion du ventricule. La dilatation de l'aorte n'est point partout la même; elle s'affaiblit à mesure que les artères deviennent plus petites et finit par cesser tout-à-fait. Cette cause jointe aux nombreuses courbures des artères, à leurs anastomoses, ralentit beaucoup le cours du sang. Lorsqu'on pousse avec force, sur le cadavre, une injection dans une artère, cette injection revient presque aussitôt par la veine correspondante. Le même phénomène a lieu bien plus facilement encore chez les animaux vivans. On l'observe aussi pour les artères et les veines lymphatiques., d'où il faut conclure que tous les vaisseaux de l'économie communiquent directement entre eux, de manière à se décharger de leurs produits les uns dans les autres.

Les mouvemens de contraction et de dilatation des oreillettes et des ventricules du cœur poussent, chaque fois en avant, la pointe de cet organe, et produisent des battemens réguliers qui varient néanmoins en nombre et en force, selon les âges, les sens, les émotions de l'âme, etc. Jusqu'à présent, on avait cru les battemens du cœur moins fréquens chez le vieillard que chez l'adulte. C'est une erreur que nous avons reconnue il y six ans et que M. Leuret a mise hors de doute par des expériences bien conçues. Voici, d'après nos propres recherches, la moyenne des pulsations aux différens âges, faite sur une échelle de deux cents individus ;

A la naissance....................	130 à 140 par minute.
A un an........................	116
A deux ans......................	105
A trois ans......................	90
A la puberté.....................	65
A l'âge viril....................	60
Chez les vieillards..............	72
Chez les femmes adultes.........	70
Chez les femmes de 40 à 50 ans.	66
Chez les vieilles femmes........	79 à 81

La quantité de sang contenue dans les vaisseaux varie depuis vingt jusqu'à trente livres. Il y a plus de sang veineux que de sang artériel. La vitesse de ce fluide n'est pas la même dans chaque ordre de vaisseaux. Elle dépend de la proximité du cœur et du volume des canaux qui le charrient. Plus les dimensions d'un vaisseau sont grandes, plus la circulation s'y fait rapidement. Les pulsations artérielles, dues au mouvement simultané de contraction des ventricules, de dilatation et de resserrement des artères, font connaître l'intensité, la promptitude, la régularité de la circulation ainsi que la quantité approximative de sang dont les vaisseaux se trouvent remplis. S'il y a beaucoup de sang, l'artère est grosse, ronde et résistante; s'il y en a peu, l'artère est petite, fuit sous le doigt et vibre peu. Certaines circonstances maladives font varier ce phénomène qu'on désigne sous le nom de *pouls*. Il faut, pour le reconnaître, que l'artère soit accolée à un os, comme au poignet, à la tempe, au-dessus de la clavicule, etc. Les battemens des artères sont de nature à ébranler les organes auxquels ces vaisseaux se distribuent. Aucun organe, sous ce rapport, n'est plus fortement influencé que le cerveau. Voilà pourquoi l'on y reconnaît des battemens en rapport avec ceux du pouls. Ces battemens sont faciles à distinguer chez les enfans, à cause de l'ouverture des fontanelles.

C'est une loi générale de l'économie, dit M. Magendie, qu'aucun organe ne peut continuer d'agir s'il ne reçoit du sang artériel; il en résulte que la circulation tient sous sa dépendance toutes les autres fonctions; mais, à son tour, la circulation ne peut continuer sans la respiration, qui forme le sang artériel, et sans l'action du système nerveux, qui a la plus grande influence sur la vitesse du

cours du sang et sur sa répartition dans les organes. En effet, sous l'action du système nerveux, les mouvemens du cœur se précipitent ou
se ralentissent; quand au contraire, les organes
agissent de notre volonté propre, ils reçoivent une
plus grande quantité de sang, sans que la circulation générale devienne pour cela plus accélérée.
Lorsque l'action de certains organes prédomine, les
artères qui s'y rendent prennent un accroissement
considérable, tandis qu'elles se rétrécissent dès que
l'action diminue. Ces phénomènes sont manifestes
pour les muscles; la circulation y devient plus rapide dès qu'ils se contractent; leurs artères croissent
même en volume si la contraction se répète souvent; mais elles deviennent d'un fort petit calibre
et l'on en reconnaît à peine les pulsations si les muscles
cessent d'agir, par suite de paralysie ou d'atrophie.
Il peut arriver que le système nerveux influence
la circulation de trois manières; 1° en modifiant
les mouvemens du cœur; 2° en modifiant les capillaires des organes, de manière à y accélérer ou
ralentir le cours du sang; 3° enfin, en produisant
les mêmes effets dans les poumons, c'est-à-dire,
en rendant plus ou moins facile le cours du sang
à travers cet organe. Une circulation qui se fait
bien est toujours accompagnée d'une grande régularité dans les battemens du pouls, d'une respiration facile, d'une chaleur uniforme à toutes les
parties du corps. Les conditions opposées se font
sentir dès que la circulation sort de ses conditions
normales.

Pour nous occuper de la circulation artérielle,

nous avons laissé le sang séjourner dans les capillaires, se déchargeant d'une part des matériaux
nécessaires à la nutrition, recevant de l'autre tous
ceux que lui envoie l'absorption pour qu'il les
animalise et les convertisse en sa propre substance.
Cette opération complexe effectuée, le sang revient
au cœur en passant des radicules aux racines, et
des racines aux troncs, de sorte qu'il va d'une
cavité plus spacieuse à une cavité qui l'est moins,
car la somme des radicules représente une capacité
plus grande que les racines, et ces dernières une
capacité plus grande que les troncs, dont le nombre
diminue d'ailleurs à mesure qu'on approche de la
circulation centrale. Or, un principe d'hydrody-
namique établit que la vitesse diminue quand un
tuyau va en s'élargissant, et qu'elle s'accroît, au
contraire, quand le tuyau va en se rétrécissant. Ce
principe, applicable au cours du sang veineux explique comment il se fait que le jet du sang tiré
du pli du bras par la saignée est beaucoup plus
fort que celui fourni par les veines de la main ou
du pied. Pour la même raison, le jet de la jugulaire serait plus considérable, toutes choses égales
d'ailleurs, que celui des autres veines superficielles.
Si l'on comprime une veine, la circulation s'y arrête, mais elle devient plus forte dans les veines
correspondantes. L'application de la ligature pour
la saignée est fondée sur ce principe. Les parois
des veines semblent avoir peu d'influence sur le
cours du sang, à moins que ces parois ne soient très-
élastiques, comme dans les grosses veines. La pression exercée par la peau et par les muscles favorise

au contraire beaucoup la marche du sang veineux. Aussi les veines sont-elles d'autant plus garnies de valvules que cette pression doit être moindre. Dans l'abdomen, la poitrine et le cerveau, où la contraction des muscles, où les mouvemens organiques sont puissans, les veines ne présentent même point de valvules et leurs parois se trouvent fort minces. Les valvules remplissent à leur égard l'office de véritables soupapes qui empêchent le retour du sang vers les radicules veineuses. Ainsi charrié le sang revient au cœur, comme nous l'avons déjà dit, par les veines caves et par la veine coronaire. Ces trois veines se rendent dans l'oreillette. Quand elle est contractée, le sang n'y pénètre pas; il y arrive, au contraire, sans obstacle, dès qu'elle se dilate. Sa contraction le chasse dans le ventricule, non sans qu'il en reflue quelque peu dans les veines caves, et le ventricule à son tour le projette dans l'artère pulmonaire, ainsi qu'il a été dit au commencement de cet article.

DE LA RESPIRATION.

On entend par *respiration* l'acte de transformation du sang veineux en sang artériel. Elle a lieu dans les poumons, organes spongieux et vasculaires, d'un volume considérable, dont le parenchyme est divisé et subdivisé en lobes et en lobules d'une forme variable et qui remplissent les parties latérales du thorax. Une cloison médiane, de la nature des séreuses, sépare les deux poumons, se réfléchit sur eux, les entoure sans les contenir, tapisse l'intérieur de la cage osseuse qui les renferme, se replie ensuite de manière que sa face interne soit contiguë à elle-même et laisse échapper une sérosité limpide propre à favoriser les glissemens des poumons. Cette enveloppe se nomme *plèvre*. C'est aussi dans le milieu de son écartement que le cœur est logé. Les poumons ont la forme conoïde du thorax. Leur couleur est grisâtre, mêlée d'un grand nombre de taches noirâtres qui circonscrivent les lobules et leur donnent une apparence marbrée. Plus pesans que l'eau quand ils sont privés d'air, les poumons surnageraient au contraire, à la surface de ce fluide, dès qu'on les aurait privés du gaz qui les distend. Chaque lobule pulmonaire est formé d'un tissu spongieux dont les aréoles presque imperceptibles communiquent toutes entre elles et sont enveloppées par une couche mince de tissu cellulaire qui les sépare des lobules voïsins. Il n'est pas un lobule qui ne reçoive une division de l'artère pulmonaire et une division des *bronches*, canaux conducteurs de l'air dont nous parlerons plus loin. Cette division bronchique ne pénètre jamais l'intérieur du lobule. Elle finit en arrivant au parenchyme. Une certain nombre de glandes lymphatiques, d'un aspect noirâtre, auxquelles viennent se rendre les vaisseaux de même nature qui appartiennent au tissu pulmonaire, se trouvent rassemblées en haut du poumon autour des principales ramifications bronchiques. Ces ramifications descendent de la *trachée - artère*. La trachée artère est un canal qui fait suite au larynx, et qui, arrivé au niveau de la cinquième vertèbre dorsale, se divise en deux branches appelées *bronches* : celles-ci partagées en trois rameaux pour les trois lobes du poumon droit, et en deux pour les lobes correspondans du poumon gauche, se terminent par les ramifications précitées.

Le diaphragme qui constitue la paroi supérieure de l'abdomen, forme aussi la paroi intérieure du thorax. Attaché par sa circonférence à la base de la poitrine, ce muscle s'élève au tiers environ de la cavité pectorale, en sorte que l'intérieur du thorax est partagé en deux portions, l'une supérieure, qui renferme les poumons, le cœur, le thymus; l'autre inférieure, où sont logés l'estomac, le foie, la rate, etc. Des muscles nombreux, les uns élévateurs, les autres abaisseurs des côtes, s'attachent au thorax et contribuent puissamment au mécanisme de la respiration. Ils sont aidés dans leur action par les cartilages, pièces mobiles qui perdant leur souplesse avec l'âge, rendent la poitrine presque tout-à-fait immobile.

Mécanisme de la respiration. Dès qu'on éprouve le besoin d'inspirer une certaine quantité d'air, le diaphragme se contracte; sa surface, de convexe qu'elle était, devient plane et concave et le thorax s'agrandit dans la direction de son diamètre vertical. L'inspiration doit-elle être plus grande; le sternum et les côtes se soulèvent, la poitrine augmente d'amplitude transversalement et d'avant en arrière et le diaphragme s'abaisse. Dans ces mouvemens d'inspiration, le poumon plus ou moins dilaté se pénètre d'air à peu près comme un soufflet dont on écarte les plateaux. On a divisé l'inspiration, selon le degré d'amplitude du thorax, en inspiration *ordinaire*, *grande* et *forcée*. A peine l'inspiration est-elle effectuée que la poitrine revient à sa position ainsi qu'à ses dimensions habituelles. C'est un mouvement inverse à celui que nous venons de décrire ; on l'appelle *expiration*. L'expiration est due à l'élasticité des cartilages et des ligamens des côtes qui tendent à revenir sur eux-mêmes, au relâchement des muscles élévateurs du thorax et enfin à l'action contractile d'un grand nombre d'autres muscles abaisseurs, tels que les muscles larges de l'abdomen, le dentelé postérieur et inférieur, le sacro-spinal, etc. L'expiration présente les mêmes degrés que l'inspiration. Elle s'accompagne de l'expulsion d'une certaine quantité d'air. Cet air sort des poumons, traverse la trachée-artère, puis la bouche et les fosses nasales, issues qui souvent se suppléent l'une l'autre, et comme il s'était chargé, dans la poitrine, d'une sérosité résultant de la perspiration pulmonaire, il l'abandonne hors de la bouche, en se refroidissant sous forme de vapeur. C'est une remarque facile à faire chez les personnes exposées à une basse température. L'air ainsi expiré a perdu une partie de son oxigène que remplace du gaz acide carbonique en quantité presque égale. La respiration consume environ cinq cent centimètres cubes d'oxigène dans une minute. On ne sait par quel procédé cet oxigène se combine avec le sang, ni comment se forme le gaz acide carbonique. Diverses hypothèses plus ou moins admissibles ont été émises à ce sujet. Quoiqu'il en soit, comme la combinaison de l'oxigène avec un corps combustible produit une certaine quantité de calorique, il paraît hors de doute que l'action de l'oxigène de l'air sur le carbone du sang veineux devient la première cause de la chaleur animale. M. Despretz a reconnu que cette absorption produit les $\frac{7}{10}$ de chaleur, le surplus étant dû à l'assimilation du sang ainsi qu'au frottement des diverses parties entre elles. « L'effet constant de la chaleur animale, disent MM. Breschet et Brierre de Boismont, se manifeste au-dehors par l'expiration des fluides qui s'exhalent à la surface du corps, tantôt sous la forme de la transpiration insensible quand la chaleur est modérée, tantôt sous l'apparence de gouttelettes, qui constituent la sueur, quand le dégagement du calorique est abondant. S'il est difficile de supporter, dans un bain ordinaire, une chaleur de 34 à 35°, c'est qu'alors l'évaporation ne saurait avoir lieu ; c'est par la raison contraire qu'on voit beaucoup de personnes peu incommodées dans une étuve dont la température s'élève jusqu'à 48 et même 50°. Ainsi, l'homme trouve dans la chaleur elle-même un remède à son excès ; lorsqu'un surcroît de froid se fait sentir, la respiration s'accélère, une plus grande quantité d'oxigène est absorbée ; le cœur excité par un sang plus promptement renouvelé, multiplie ses contractions ; les combinaisons assimilatrices se trouvent augmentées, et la chaleur se dégage en plus grande quantité. Est-ce la chaleur qui l'emporte, l'évaporation plus considérable de la matière de la transpiration amène bientôt un salutaire refroidissement. »

Les corps vivans peuvent se maintenir toujours

dans une même température, quel que soit d'ailleurs le milieu où ils se trouvent placés. Cette propriété, plus particulière à l'homme, le rend cosmopolite de sa nature, lui permet de passer sans incommodité d'un climat chaud dans un climat froid et *vice versâ*, de vivre indifféremment sur les bords du Niger où le thermomètre s'élève à 48° au-dessus de zéro, et dans le fond de la Sibérie où il descend quelquefois à 60° au-dessous de la température de la glace fondante. Son tempérament, il est vrai, éprouve quelques modifications, l'extérieur de son corps prend un type différent selon qu'il habite un pays chaud ou un pays glacé, mais il peut jouir d'une bonne santé sous toutes les latitudes.

Conditions nécessaires à la respiration. La respiration s'altère peu par les progrès de l'âge, à moins de difformités dans la taille ou d'altération, survenues dans le parenchyme des poumons. Il arrive même, quand la partie supérieure des lobes n'est pas compromise, qu'on jouit d'une santé parfaite, quoique leur base soit presque impénétrable à l'air. A la vérité, l'air respiré doit être pur. S'il contient des gaz autres que ceux qui entrent ordinairement dans sa composition, ou si les proportions de ces gaz entre eux ne sont pas dans les conditions voulues, le poumon s'irrite et la sanguification n'est pas complète.

DES SÉCRÉTIONS.

Lorsque le sang arrive à l'extrémité capillaire de ses vaisseaux, il s'en échappe pour se répandre à toutes les surfaces intérieures et extérieures du corps, ou pénétrer dans le parenchyme de quelques organes glandulaires qui servent à le décomposer. Ce phénomène a reçu le nom de *sécrétions*. On partage les sécrétions en trois espèces ; les *exhalations*, les *sécrétions folliculaires* et les *sécrétions glandulaires*, division fausse, car plusieurs organes sécréteurs ne sont ni des glandes ni des follicules.

Les *exhalations* ont lieu partout où des surfaces se trouvent en contact. On les observe dans les membranes muqueuses dont la peau ne fait qu'un prolongement, dans les membranes séreuses, les synoviales, le tissu cellulaire ou graisseux, l'intérieur des vaisseaux, dans l'œil et l'oreille, dans le parenchyme de plusieurs organes tels que la thyroïde, le thymus, les capsules surrénales, etc.

Il existe deux membranes muqueuses : l'une recouvre la surface de l'œil, les voies lacrymales, les cavités nasales, les sinus frontaux, l'oreille moyenne, tout le canal intestinal depuis la bouche jusqu'à l'anus, le larynx, la trachée-artère, les bronches et différens petits canaux ; l'autre tapisse les organes de la génération et de l'appareil urinaire. Ces membranes sécrètent un fluide appelé *mucus* qui les lubrifie et les protége en formant à leur surface une couche assez épaisse ; il concourt aussi à l'exercice de plusieurs fonctions telles que l'odorat, la digestion, etc. Le mucus se renouvelle avec une promptitude plus ou moins grande. L'eau qu'il contient produit en s'évaporant ce qu'on entend par *exhalation muqueuse*. La partie visqueuse, saline est resorbée, mêlée avec le sang veineux, ou portée au dehors, comme quand on crache ou qu'on excrète l'urine ou les matières fécales. Le mucus rougit le papier du tournesol ; il se compose d'oxigène, d'hydrogène, d'azote, d'hydrochlorate de potasse et de soude, de lactate de chaux, de soude et de phosphate de chaux. La transpiration cutanée, toujours persistante, mais souvent imperceptible, appelée *sueur* quand elle devient abondante, est aussi une sorte d'exhalation muqueuse. Ce liquide se compose de beaucoup d'eau, d'une petite quantité d'acide acétique, d'hydrochlorate de potasse et de soude, etc. Il se trouve mêlé à une matière huileuse ainsi qu'à de l'acide carbonique exhalés de la surface cutanée. La transpiration insensible, en y comprenant la pulmonaire, est de trente-deux grains par minute ou cinq livres en vingt-quatre heures. Jusqu'à présent on n'a point apprécié la quantité de sueur qui s'échappe du corps de l'homme ni celle que produit chaque partie du corps prise séparément. On sue beaucoup plus au front, aux aisselles, aux aînes, aux pieds, quelquefois aux mains qu'aux autres parties du corps. La composition de la transpiration cutanée comme celle du mucus, varie selon les surfaces d'où elle émane. Sa vaporisation et celle de la transpiration pulmonaire maintiennent le corps dans les limites de température nécessaires à l'exercice normal des fonctions.

Des membranes séreuses enveloppent tous les viscères de la tête, de la poitrine et de l'abdomen. A la tête, ce sont les *méninges*, à la poitrine la *plèvre*, et le *péricarde*, au ventre le *péritoine*. Ces membranes exhalent constamment un liquide analogue au sérum du sang, mais qui en diffère en ce qu'il ne contient pas d'albumine. Ce liquide, très-ténu, forme une couche lisse qui favorise le glissement des organes les uns sur les autres. Le fluide exhalé par le tissu cellulaire a la plus grande ressemblance avec celui des séreuses et semble aussi destiné à favoriser les mouvemens organiques. Cependant, le tissu cellulaire fournit en outre un liquide compacte appelé *graisse* qui se loge dans des cellules distinctes et dont l'usage est d'arrondir les formes, de protéger certaines parties ou de faciliter quelques mouvemens. La *synovie*, autre humeur exhalée par une membrane mince qui tapisse les surfaces articulaires, a été décrite dans le chapitre consacré à la *syndesmologie*. Les humeurs de l'œil sont aussi le produit de l'exhalation. Les unes, comme l'humeur aqueuse, l'humeur vitrée, se renouvellent avec rapidité; les autres comme le cristallin et la choroïde, ne se reproduisent pas. Le sang lui-même se répand, par exhalaison, dans une espèce de tissu cellulaire qui constitue les corps caverneux de la verge et du clitoris, l'urètre et le gland, le mamelon, la rate; etc.

Les *sécrétions folliculaires* ont lieu par de petits conduits logés dans l'épaisseur des membranes muqueuses et de la peau. C'est à l'aide d'orifices semblables que la peau laisse échapper l'humeur onctueuse qui entretient sa souplesse; le cérumen, les points noirs et les taches qui se remarquent à la face sont formés par des follicules.

Les *sécrétions glandulaires* émanées d'organes particuliers sont assez variées. Elles versent leur fluide par un ou plusieurs canaux, à la surface des muqueuses ou de la peau. Ces sécrétions fournissent les larmes, la salive, la bile, le fluide pancréatique, l'urine, le sperme, le lait, etc. La glande où se forment les larmes, située dans l'orbite, au-dessus et un peu en dehors de l'œil, se compose de petits grains réunis par du tissu celluleux; ses canaux excréteurs, fort nombreux et fort minces, sécrètent leur produit derrière le côté externe de la paupière supérieure. Elle reçoit un rameau artériel et un nerf. L'émission des larmes est peu abondante dans l'état de santé. Leur sécrétion se trouvant sous l'influence du système nerveux, dépend fort souvent de l'irritabilité propre à certains individus. Il y a des hommes qui ne pleurent jamais, tandis que certaines femmes, d'une imagination mobile, font glisser tour-à-tour, sans le moindre effort, le sourire sur leurs lèvres, les larmes dans leurs yeux. La salive sécrétée par les glandes *parotides*, *sous-maxillaires* et *sublinguales* présente un écoulement continuel dans la bouche dont elle occupe quelque temps la base, où elle se mêle à d'autres fluides, avant d'être expulsée au dehors ou avalée par un mouvement de déglutition. La salive est d'une composition analogue à celle des larmes: elle contient de l'eau, du mucus, de l'hydrochlorate de potasse et de soude, de la soude, etc. Le *pancréas*, que sa structure granuleuse a fait considérer comme une glande salivaire, quoiqu'il soit situé dans l'abdomen, est placé derrière l'estomac et communique au duodenum par un canal. Son fluide inodore, de couleur jaunâtre, de saveur salée, alcaline, est très-peu abondant.

Le foie est la plus considérable de toutes les glandes.
Il se trouve logé dans l'hypocondre droit, qu'il remplit entièrement, et à la partie droite de l'épigastre,
au-dessous du diaphragme, au-dessus de l'estomac,
du duodenum, du colon droit, entre la rate et les
fausses côtes droites, devant l'aorte et la veine cave,
derrière la paroi antérieure de l'abdomen. Son poids
varie de deux à cinq livres ; sa forme est irrégulière.
Il présente une face supérieure convexe et une inférieure concave où se trouve logée, dans un enfonce-
ment particulier, une petite vessie ovoïde appelée
vésicule biliaire ou vésicule du *fiel*, et qui sert de
dépôt à la bile. La face inférieure du foie présente
en outre plusieurs sillons servant de passage à la
veine ombilicale, à la veine porte, etc. L'organisation du foie se compose d'une enveloppe séreuse
péritonéale, et d'une membrane celluleuse, de vaisseaux sanguins et lymphatiques, de nerfs, et d'un
tissu propre ou parenchyme brunâtre, formé d'une
infinité de granulations dans lesquelles se terminent
les ramuscules de la veine porte et de l'artère hépatique (du foie), et d'où partent les extrémités filiformes des veines, des lymphatiques et des conduits biliaires. Le foie possède en outre un appareil
excréteur de la bile qu'il fournit. Cette bile est
absorbée par une infinité de vaisseaux capillaires
qui la versent dans le *conduit hépatique*, tronc commun d'où elle s'échappe pour être versée, soit dans
le duodenum par le canal *cholédoque* qui semble
être la continuation du canal précité, soit dans la
vésicule biliaire, par le canal cystique. Quand la
chylification a lieu, la vésicule biliaire se vide tout-

à-fait. Il paraît que la bile se forme d'une manière continue. On la dit composée d'eau, d'albumine, d'une matière résineuse, d'un principe colorant jaune, de soude, de sulfate, de phosphate, d'hydrochlorate de soude, de phosphate de chaux, d'oxide de fer, etc. Indépendamment de la sécrétion bilieuse, quelques physiologistes modernes ont attribué au foie un autre usage. Ils le considèrent comme un réservoir, un *diverticulum* de sang ayant pour objet de régulariser le système circulatoire et de recevoir le trop plein des organes. Il paraît en être de même de la *rate*, placée dans le flanc gauche (hypocondre gauche) au-dessus du colon, descendant et accolée à la grosse extrémité de l'estomac. Son volume est d'environ sept à huit travers de doigt en longueur et de trois à quatre en largeur; sa forme est allongée, aplatie. Sa substance est molle, spongieuse, d'une couleur rouge-brun, composée d'une membrane séreuse, d'une fibreuse, de vaisseaux sanguins et lymphatiques, de nerfs, de granulations et d'un parenchyme.

La sécrétion urinaire diffère des précédentes sous plus d'un rapport : le liquide qui en provient, plus abondant que celui des autres glandes, ne sert pas à des usages intérieurs; sa rétention donnerait même lieu à des suites fâcheuses. Il doit être expulsé et nous sommes avertis du besoin de nous en débarrasser par un sentiment particulier qui devient pressant, douloureux si l'on ne se hâte d'y satisfaire. L'urine se forme dans les *reins*; son appareil sécrétoire se compose des deux *reins*, des *calices*, des *bassinets*, des *uretères*, de la *vessie* et de *l'u-rètre*. Les muscles abdominaux concourent également à son expulsion. Les *reins*, peu volumineux comparativement à la quantité de liquide sécrété par eux, ont de la ressemblance avec la forme d'un grain de haricot. Ils sont placés dans le fond des régions lombaires, sur les côtés de la colonne vertébrale, au niveau des deux dernières vertèbres dorsales et des deux premières lombaires, un à droite et l'autre à gauche. Leur couleur est d'un brun foncé. Ils sont en général égaux en volume. Le mets qu'on appelle rognon de mouton n'est autre que le rein de cet animal. L'organisation des reins se compose de vaisseaux, de nerfs, d'une enveloppe celluleuse et d'un parenchyme. Le parenchyme se divise en deux substances bien distinctes, l'une dite *corticale* ou *granulée*, l'autre dite *médullaire* ou *tubuleuse*. La substance corticale forme autour de la seconde une couche épaisse d'une ou de deux lignes; elle envoie à l'intérieur des filamens qui se réunissent pour former des cloisons mamelonnées. Ce sont ces cloisons conoïdes, au nombre de quinze à vingt, qui constituent la substance tubuleuse. Par leurs bases, elles se continuent avec la corticale, mais elles sont libres à leur sommet. Tous les canaux convergens des cloisons, réunis au nombre de dix à douze constituent les *calices* et s'ouvrent dans un réservoir commun appelé *bassinet*, duquel part un conduit membraneux assez long nommé *uretère* qui se termine dans la vessie. Les calices, les bassinets et les uretères, formés à l'extérieur par une membrane

épaisse et d'un blanc opaque, sont tapissés intérieurement d'une membrane muqueuse, mince,
blanche et demi - transparente. Les calices et les
bassinets sont ordinairement remplis d'urine. Aucun organe ne reçoit, eu égard à son volume,
une aussi grande quantité de sang que le rein.
L'artère qui s'y porte, grosse, courte, naît de
l'aorte et communique presque immédiatement avec
les veines et la substance tubuleuse. Quelques filets du
grand sympathique se distribuent aux reins. La
vessie, réservoir de l'uretère occupe la partie antérieure de l'excavation du bassin, derrière le pubis,
devant le rectum chez l'homme, et l'utérus ou matrice chez la femme. Ses dimensions varient avec
l'âge et les habitudes. Sa forme est celle d'une poche
membraneuse, cylindroïde chez l'enfant, conoïde
chez l'homme, arrondie chez la femme. Sa direction
est presque verticale. On distingue à cet organe
deux parties principales : le *bas-fond* où s'abouchent
les uretères, situé à la région postérieure du bassin ;
le *col* placé antérieurement. Le col, ayant la forme
d'un goulot assez large, se rétrécit peu à peu et
donne naissance au *canal de l'urètre*. L'organisation de la vessie comprend trois tuniques, des vaisseaux et des nerfs ; le première de ces tuniques est séreuse, formée par le péritoine ; la seconde est muscu-
leuse ; la troisième qui tapisse l'intérieur de l'organe
et qui se continue avec les reins, les uretères et l'u-
rètre, est lisse, blanchâtre, extensible. L'urètre est
un canal de la grosseur d'une plume à écrire qui,
partant du col de la vessie, se termine à l'extrémité de la verge. Deux petites glandes, placées

au-devant de l'anus, servent à lubrifier ce canal, tandis que deux muscles, qui descendent du pubis vers le rectum, embrassent le col de la vessie et le portent plus ou moins haut. Une glande appelée *prostate*, amas de follicules muqueux, réside à l'extrémité postérieure de l'urètre de l'homme. Ce dernier présente un canal bien autrement long que celui de la femme.

Sécrétion de l'urine. L'urine formée dans la substance corticale des reins, filtre aussitôt par la substance tubuleuse, coule goutte à goutte dans le bassinet d'où elle gagne la vessie en suivant les uretères. Après avoir séjourné plus ou moins de temps au fond de ce réservoir qui a la propriété de se distendre au point d'en contenir jusque près d'un litre, les muscles propres à la vessie joints à ceux de l'abdomen se contractent, les releveurs de l'anus qui forment l'urètre se relâchent, et l'urine s'échappe en un jet d'autant plus rapide que la contraction musculaire se fait mieux. Aussi la forme de ce jet dépend-elle en grande partie de la volonté. L'*urine* est un liquide de couleur jaune, de saveur salée, alkaline, d'une odeur particulière. Elle se compose d'eau, de mucus, d'acides urique, phosphorique, lactique, etc., d'hydrochlorate de soude et d'ammoniaque, de phosphate de soude, d'ammoniaque, de chaux, de magnésie, de sulfate de potasse, d'acétate d'ammoniaque, de silice et de plusieurs autres principes. Leur proportion, au reste, varie beaucoup, selon la nature des alimens, des boissons ou d'après certaines dispositions individuelles. Les liquides reçus par l'estomac arrivent presque aussitôt dans la vessie. Ce passage rapide avait fait supposer l'existence d'un canal spécial établissant une communication directe entre ces deux organes, mais on pense aujourd'hui que les vaisseaux veineux absorbent seuls les liquides, les transportent au foie et au cœur avec le sang, d'où ils passent dans la vessie.

DES FONCTIONS GÉNÉRATRICES.

Il ne suffisait pas que l'homme fût créé ; il fallait encore qu'il apportât avec la vie le secret de perpétuer son espèce. Tel est le but des fonctions génératrices. Ces fonctions s'exécutent par deux appareils d'organes, l'un propre à l'homme, l'autre propre à la femme. On les appelle organes *génitaux* ou *sexuels*.

Appareil générateur de l'homme. Il se compose des *testicules*, des *vésicules spermatiques*, de la *prostate* et du *pénis*. Les testicules sont au nombre de deux. On doit se méfier du dire des auteurs qui ont prétendu en avoir vu trois et même quatre. Ces organes représentent chacun une poche membraneuse d'environ deux pouces et demi de longueur, sur une largeur de six à huit lignes. Ils sont irrégulièrement conoïdes ; leur parenchyme se compose d'un nombre infini de petits vaisseaux repliés sur eux-mêmes appelés *spermifères* et se dirigeant tous vers un point où ils se rapprochent, s'anastomosent de manière à ne plus former qu'un canal contourné nommé *épididyme* tant qu'il ne se détache pas du testicule, et *canal déférent* dès qu'il s'en éloigne. Ce canal gagne de chaque côté l'anneau inguinal, se plonge dans le bassin et arrive à la partie inférieure et antérieure de la vessie. De là, il s'abouche avec les vésicules spermatiques et avec la portion prostatique de l'urètre. Une membrane fibreuse et résistante enveloppe le parenchyme de chaque testicule. Il est en outre recouvert; 1° par la tunique vaginale, membrane séreuse qui, dans le fœtus, faisait partie du péritoine; 2° par une membrane musculaire; 3° par le *dartos*, couche de tissu cellulaire contractile; 4° par le *scrotum*, par les *bourses*, peau rugueuse, de couleur foncée, présentant des rides et des poils. Le sang arrive aux testicules par une petite artère. Les veines qui les reçoivent ont de nombreuses anastomoses et un développement marqué.

Les *vésicules spermatiques* sont deux petits organes celluleux placés au-dessous du bas-fond de la vessie. Leurs parois peu épaisses se trouvent tapissées en dedans par la muqueuse qui s'étend au canal de l'urètre, et en dehors par une lame fibreuse. Elles s'abouchent antérieurement au canal *éjaculateur*, conduit très-court et très-étroit, qui communique avec les canaux déférens et l'urètre par deux orifices oblongs.

Le *pénis* ou la *verge*, organe de copulation chez l'homme, est situé en avant et tout-à-fait à l'extérieur du bassin, entre les cuisses, au-dessous de la ligne de suture des deux os du bassin, appelée symphise du pubis. Dans l'état de flaxité, la verge s'appuie mollement sur le scrotum; dans l'état d'érection, elle représente une courbure dont la concavité regarde en haut et en arrière, et la convexité en bas et en avant, disposition conforme à celle du vagin. Trois parties principales entrent

dans la composition de la verge, savoir : les *corps
caverneux*, l'*urètre* et le *gland*. C'est aux corps
caverneux que la verge doit sa forme et ses dimensions. Ils sont formés d'un tissu érectile et spongieux, sorte de réseau où s'épanche une grande
quantité de sang. Une membrane fibreuse assez
épaisse, fort résistante enveloppe les corps caverneux, dont l'intérieur est divisé en un grand nombre de cellules communiquant entre elles et avec
les vaisseaux sanguins. Au-dessous des corps caverneux, règne une large et profonde gouttière qui
longe le côté supérieur du canal de l'urètre auquel
il est uni par du tissu cellulaire.

Le *gland*, bourrelet arrondi placé à l'extrémité
de la verge, présente à sa base un rétrécissement
appelé *col* et à sa tête une ouverture oblongus, à
bords mousses qui constitue l'orifice de l'urètre ou
méat urinaire. Un prolongement cutané et muqueux, connu sous le nom de *prépuce*, couvre le
gland et se réfléchit derrière lui en formant un
repli, c'est le *frein du gland*. L'opération de la
circoncision consiste à enlever le prépuce. Il existe
autour du col beaucoup de petites ouvertures dont
la destination est de sécréter une humeur plus ou
moins abondante, d'une odeur fétide et d'une saveur
âcre et désagréable.

L'*urètre* s'étend depuis le col de la vessie jusqu'au méat urinaire. Il occupe la face inférieure de
la verge, est placé à la face supérieure de la prostate, qui l'embrasse exactement et se divise dans
une longueur d'environ neuf à dix pouces, en trois
sections; la section *prostatique* n'a pas plus de

douze à quinze lignes de longueur; la section *mem-braneuse*, comprise entre la précédente et le renflement désigné sous le nom de *bulbe*, est mince, rétrécie, longue de neuf à douze lignes; enfin, la portion *spongieuse* présente une longueur de six à sept pouces. Ces dimensions ne sont pas indifférentes à connaître pour le traitement des maladies de l'urètre, si fréquentes aujourd'hui. Le canal de l'urètre communique avec l'intérieur de la vessie par le col vésical; il offre, près du gland, une certaine dilatation appelée *fosse naviculaire*. La muqueuse qui tapisse les canaux déférens s'épanouit le long du canal de l'urètre et y sécrète un fluide qui abonde quelquefois au point de produire un écoulement désagréable.

On pourrait, à la rigueur, placer l'appareil génital de l'homme au nombre des appareils sécrétoires, car les testicules sont de véritables glandes auxquelles les vésicules servent de réservoirs, le canal déférent et l'urètre de moyens excréteurs. Il s'y forme un fluide particulier appelé *sperme*, lequel paraît sécrété d'une manière continue, mais en abondance plus ou moins grande selon le tempérament, le genre de vie, les habitudes alimentaires, le développement des organes génitaux et une foule de circonstances inutiles à énumérer. La quantité du sperme contenue dans les testicules est toujours faible; il chemine avec lenteur pour en sortir, se mêle à l'humeur fournie par la glande prostate, à celle des glandes de Cowper, situées à côté d'elle derrière les parties génitales, au liquide sécrété par la muqueuse urétrale et présente, à sa sortie du membre viril un caractère mixte composé de deux substances, l'une liquide, légèrement opaline, l'autre épaisse et d'une opacité presque complète. L'odeur du sperme est forte, sa saveur salée et d'une acreté légère. Vauquelin y a reconnu une grande quantité d'eau, du mucilage animal, de la soude et du phosphate de chaux. Au microscope on y voit une foule d'animalcules à tête arrondie et à longue queue. Le sperme ne se forme pas avant la puberté, quoique antérieurement à cet âge les testicules sécrètent un fluide visqueux dont l'éjection n'est pas fécondante.

Pour que l'émission du sperme ait lieu dans l'état de santé, il faut que le tissu spongieux dont le membre viril se compose, imprégné tout-à-coup d'un sang chaud, abondant, se boursoufle, se durcisse et se contracte sous l'influence puissante de l'imagination ; que les muscles situés à la base du bassin entrent en contraction et que les tuniques internes des canaux décrits précédemment viennent en aide de l'érectisme général pour pousser au dehors la liqueur qu'ils contiennent. Voilà l'ensemble des opérations de la nature, mais il ne nous est pas donné de pénétrer plus avant dans ses mystères.

Appareil génital de la femme. Cet appareil peut se diviser en appareil externe, comprenant la vulve et le vagin avec leurs dépendances et en appareil interne formé de l'*utérus* ou *matrice*, des *trompes utérines* et des *ovaires*.

Les organes génitaux externes occupent la région du périnée, espace qui se trouve chez l'homme, entre l'anus et les parties génitales ; ils sont groupés autour d'une fente appelée *fente vulvaire* et forment.

la *vulve* proprement dite. Voici les objets qui frappent la vue au premier examen : au-dessus de la fente vulvaire, une protubérance appelée *pénil* ou *mont de Vénus* couverte de poils à l'époque de la puberté; au-dessous du pénil, un organe plus ou moins allongé selon les individus, analogue au pénis par sa forme, sa structure et sa puissance érectile, c'est le *clitoris*; plus bas, le *méat urinaire*, orifice de l'urètre, canal qui chez la femme n'excède pas un pouce d'étendue; enfin, l'*orifice du vagin*, placé au-dessous du méat urinaire; il a un évasement différent pour chaque individu et présente un repli de la membrane muqueuse de la vulve, qui, chez les vierges, ferme l'orifice d'une manière incomplète. Ce repli membraneux s'appelle l'*hymen*; il se déchire à l'approche de l'homme, en causant une douleur plus ou moins vive. Pour bien des maris, son absence a été considérée comme un signe de défloraison, mais il n'y a pas de règle générale à cet égard. La membrane hymen peut se rompre sous l'influence de diverses causes, ou même ne pas exister d'une manière assez complète pour que l'homme, en pénétrant au milieu du vagin, n'ait pas l'idée d'une grande difficulté vaincue. De chaque côté de la fente vulvaire se trouve un large repli désigné sous le nom de *grande lèvre* recouvert extérieurement par une peau brunâtre, garnie de poils, séparé de la partie supérieure et interne des cuisses par un pli également ombragé de poils assez longs, nombreux chez certaines femmes, rares chez d'autres. La muqueuse du vagin tapisse l'intérieur des grandes lèvres. Deux autres replis mu-

queux, situés aussi de chaque côté, mais plus profondément, portent le nom de *nymphes* ou *petites
lèvres*. C'est leur allongement excessif qui produit
ce qu'on appelle le tablier des hottentotes.

Le *vagin*, canal membraneux à parois minces,
ayant une longueur de six à sept pouces sur une
largeur d'un pouce lorsqu'on n'a point eu d'enfans,
car il est alors beaucoup plus ample, est situé à
peu près verticalement dans le bassin. Moins ouvert
à la partie inférieure qu'à la supérieure, cette dernière extrémité se termine par une sorte de cul-de-
sac et embrasse le col de la matrice, qui fait là
une saillie assez considérable. Le tissu du vagin est
formé de fibres grisâtres entrecroisées et assez analogues à celles de la matrice. De nombreuses veines
l'entourent par le bas en constituant un plexus appelé
rétiforme. Ce plexus uni à du tissu spongieux
semblable à celui des corps caverneux, est susceptible d'érection. Il ne s'élève guère au-delà d'un
pouce au-dessus de l'orifice extérieure du canal.
Des plis transversaux auxquels donnent lieu la muqueuse et une autre couche membraneuse garnie
de follicules sébacés, permettent au vagin de s'allonger pendant la grossesse.

L'*utérus* ou *matrice*, organe pyriforme peu
considérable dans l'état ordinaire, mais susceptible
d'éprouver une grande extension pendant la grossesse, afin de contenir le germe fécondé, occupe
la partie moyenne du bassin, entre la vessie et le
rectum, au-dessus du vagin, au-dessous des circonvolutions de l'intestin grêle. Le corps de l'u-
térus, long de vingt à vingt-deux lignes, épais de

six à huit d'avant en arrière ; de huit à dix transversalement, est comprimé d'avant en arrière. Il
a deux faces, l'une antérieure et l'autre postérieure,
une extrémité supérieure ou bas-fond, une extrémité inférieure appelée *col* et *museau de tanche* en
raison de sa forme. Le bas-fond de la matrice est
épais et circulaire ; le col fait saillie dans le vagin
et présente une fente à deux lèvres lisses dont les
dimensions et la forme varient d'après certaines
conditions. Chez la femme qui est devenue mère,
cette fente offre des échancrures assez prononcées
pour déterminer quelquefois au toucher la sensation d'un corps inégal et rugueux. L'intérieur de
l'utérus correspond avec son extérieur. Sa cavité,
fort étroite dans l'état ordinaire, contiendrait à
peine une fève de marais. Sa structure, analogue
à celle du cœur, se compose de fibres grisâtres
qui s'entrecroisent, mais qu'il est impossible de distinguer hors de l'état de grossesse avancée. Ce sont
deux expansions de ce tissu propre qui se rendent,
sous le nom de *ligamens ronds*, aux *anneaux in-
guinaux* et communiquent avec le côté externe
des grandes lèvres. Le péritoine recouvre les trois
quarts de la surface externe de l'utérus, en formant
autour de lui plusieurs larges replis. Une membrane
muqueuse percée d'une infinité de petites ouvertures qui appartiennent aux vaisseaux artériels et
veineux de l'organe en question, tapisse sa surface
intérieure. Des artères et des veines plus considérables que ne le comporte en apparence le volume
de l'utérus, forment dans son parenchyme une sorte
de réseau appelé *sinus utérins*. Deux orifices très-

étroits qui appartiennent aux trompes de Fallope, s'ouvrent aux angles supérieurs de l'utérus.

Les *trompes utérines ou de Fallope* sont deux canaux flottans d'une longueur de quatre à cinq pouces, mais étroits, disposés l'un à droite et l'autre à gauche, vers chaque côté du bassin. Leur extrémité interne prend naissance aux angles arrondis formés par le corps de l'utérus ; leur extrémité externe, libre, évasée, découpée, présente une sorte de frange ligamenteuse qui lui a fait donner le nom de *morceau frangé* ou *pavillon de la trompe*. Les trompes utérines établissent une communication directe entre la matrice et les ovaires. Leur tissu a quelque analogie avec celui du canal déférent.

Les *ovaires*, situés de chaque côté de l'utérus, dans l'un des replis du péritoine qui s'attachent à cet organe sont deux petits corps ovoïdes à surface rugueuse et ridée. Ils sont formés d'une membrane extérieure fibreuse et d'un tissu mou, spongieux, composé de lobules vasculaires, celluleux, de couleur grisâtre, imbibés d'un liquide particulier, et au milieu desquels se trouvent quinze à vingt vésicules transparentes aussi petites qu'un grain de millet, et remplies d'un liquide jaunâtre et visqueux. Une languette du pavillon de la trompe s'attache à l'extrémité externe de chaque ovaire ; leur extrémité interne s'insère à la matrice par un petit cordon d'une longueur d'un pouce et demi appelé *ligament de l'ovaire*. Il paraît hors de doute que les ovaires contiennent les rudimens du germe. Ils sont pour la femme ce que sont les œufs pour les oiseaux, les reptiles et les poissons. Le défaut de développement des ovaires, dit M. Magendie, exerce sur l'ensemble de l'économie une influence non semblable, mais analogue à celle de la soustraction des testicules. La femme stérile par cette cause a généralement les formes masculines ; son menton et le pourtour de sa bouche présentent des poils, ses goûts et son caractère se rapprochent de ceux de l'homme, sa voix est grave et sonore, son clitoris présente ordinairement une longueur considérable. Dans cette espèce de femme incomplète nommée *virago* se rencontre un penchant qui ne devrait exister que chez l'homme, comme si la nature, impatiente de remplir le but de fécondation auquel l'appelle tout l'organisme, aimait mieux s'épuiser en vains efforts que de ne pas essayer ses forces reproductives.

Une sensation agréable témoigne toujours de l'accomplissement d'une fonction, et comme, dans l'ordre des actions vitales, la reproduction est la plus importante de toutes, la nature a voulu qu'un plaisir des plus vifs déterminât le rapprochement des sexes. Le rôle de l'homme consiste à introduire dans les parties génitales de la femme son pénis, lequel projette, après quelques frottemens, la liqueur séminale au fond du vagin. Probablement, le germe se détache aussitôt de l'ovaire pour tomber dans l'utérus. On ne sait trop le rôle que remplit la femme dans la fécondation. Les jouissances qu'elle y éprouve sont généralement toutes d'imagination, à moins qu'il ne règne soit au vagin, soit à l'utérus, un état d'irritation qui demande à être traité. Quélques femmes, néanmoins, éprouvent des plaisirs physiques assez notables, mais ces femmes sont rares. Par fois au moment où les jouissances de la copulation sont le plus vives, une mucosité abondante lubrifie le vagin. Cependant, la plupart des femmes n'offrent rien de semblable.

L'acte de la fécondation est encore un mystère, malgré les ingénieuses expériences d'Harvey, Graaf, Valisniéri, Spallanzani, etc. On ne sait comment expliquer le passage du sperme aux ovaires et l'animation du germe dans les vésicules de ces mêmes ovaires. Aujourd'hui, c'est le système de l'*évolution* qui réunit le plus d'opinions en sa faveur. Ceux qui l'adoptent, pensent que l'individu nouveau préexiste dans l'un des sexes sous une forme quelconque, qu'il se développe et n'acquiert son indépendance vitale qu'au moment de la génération. Deux sectes, les *ovaristes* et les *animalculistes* embrassent le système de l'évolution, mais d'une manière différente. Les *ovaristes* prétendent que le germe émané de la femelle dans l'acte de fécondation est un œuf ; que cet œuf contient un embryon et des organes particuliers destinés à sa nutrition ; et qu'après plusieurs développemens successifs, il devient un individu semblable à celui qui l'a créé. Les *animalculistes* pensent qu'un animalcule infusoire est le principe du nouvel individu.

La fécondation n'a point de signes généraux qui la fassent reconnaître. Tout ce qu'en ont publié les physiologistes est erroné. Cependant j'ai rencontré quelques femmes que leur sentiment intime ne trompait jamais à cet égard. Elles se disaient enceintes lors même qu'aucun signe exérieur ne l'indiquait, et l'événement ne tardait pas à confirmer leur pronostic.

Grossesse. Quand la conception a lieu, la turgescence organique manifestée au moment du coït, se soutient. Vingt-quatre ou trente heures après le coït, les vésicules de l'ovaire augmentent de volume, le tissu de l'ovaire prend plus de consistance, change de couleur, devient rouge, puis gris-jaunâtre : les jours suivans, ce même tissu appelé *corps jaune* se développe et laisse suinter un liquide blanc et opaque dans ses aréoles. Tout-à-coup, les vésicules qui contiennent le germe, rompant la tunique externe de l'ovaire, se portent à sa surface. Saisies par l'extrémité de la trompe qui s'élargit à cet effet, elles arrivent dans la cavité de l'utérus où le germe contracte des adhérences et puise les matériaux indispensables à son accroissement. L'utérus excité par la présence du germe se gonfle et prend peu à peu la forme d'une gourde. Au sixième mois son col, étroit et resserré jusqu'alors, tend à s'effacer ; l'utérus acquiert une forme ovalaire légèrement aplatie d'avant en arrière, et son fond se dilate au point de présenter, vers la fin de la grossesse, une étendue transversale de sept à neuf pouces, une profondeur de quatre à cinq et une hauteur de dix à douze. Dans les premiers mois, la position de la matrice est conforme à la direction de l'axe du détroit supérieur du bassin ; peu à peu elle s'incline davantage en avant et penche même souvent d'un côté ou d'un autre ; le plus ordinairement, c'est à droite qu'elle s'incline. A trois mois, son fond se trouve au niveau du détroit supérieur; à quatre, il est dans l'hypogastre; à cinq, dans la région ombilicale; à six, il se place au niveau de l'ombilic; à sept, au-dessus; à huit, dans l'épigastre; à neuf, il en descend de quelque peu à cause de l'élargissement de tout l'organe.

La structure intime de l'utérus change avec sa forme. Perdant de sa consistance et de sa rigidité, le tissu qui le compose, devient plus spongieux et se colore en rouge; sa masse éprouve une augmentation considérable, au point d'être quarante-huit fois plus pesante chez la femme à terme que chez la vierge, dont la matrice n'excède guère un poids d'une demi-once. L'accroissement de cet organe pendant la grossesse tient à une nutrition active. Les vaisseaux rouges et blancs et les nerfs y participent. Les veines multipliées et grossies forment un réseau nommé *sinus utérins* qui s'ouvrent à l'intérieur des tissus par plusieurs orifices ayant jusqu'à trois lignes de diamètre; les *fibres utérines*, disposées en faisceaux rouges bien distincts, acquièrent une contractilité très-énergique; l'exhalation activée produit un liquide particulier appelé *eau de l'amnios* et le sang des menstrues tourne, par une circulation spéciale, au profit du nouvel être. La décoloration du visage, l'œdématie des paupières, les bizarreries d'appétit, les crampes dans les membres, les lassitudes, la mélancolie, la peur et tous ces phénomènes qu'on observe quand le système nerveux est surexcité, sont des symptômes de grossesse.

On conçoit que de tels changemens doivent établir

des relations nouvelles entre l'utérus et les autres organes du bas-ventre ; le péritoine éprouve une grande distension ; les intestins grêles déplacés se refoulent en arrière ; la vessie et le rectum comprimés produisent des constipations opiniâtres, des ardeurs d'urine, quelquefois du ténesme et de la strangurie ; il arrive que le foie et l'estomac sont gênés au point de mal exécuter leurs fonctions et le refoulement du diaphragme au niveau de la quatrième, voir même de la troisième côte, amène du trouble et de la gêne dans la circulation et la respiration. Des rapports sympathiques se font aussi sentir entre la matrice et d'autres organes, rapports étonnans qui jettent quelquefois l'économie dans le plus grand trouble. Les vomissemens, les goûts dépravés, les hallucinations, les névralgies dentaires et faciales, les convulsions, les taches de la peau, la surdité, la cécité qu'on observe dans le cours de certaines grossesses n'ont lieu que par l'influence de l'utérus. C'est à cette même influence qu'est dû le développement des mamelles dont nous parlerons plus loin à l'article *lactation*.

Embryologie ou *développement de l'œuf humain dans l'utérus*. Examinez une matrice dix à douze jours après un coït fécondant, et vous y trouverez toujours une vésicule arrondie, formée de plusieurs membranes : c'est l'*œuf humain* qui comprend, outre ses enveloppes, le fluide qui baigne le fœtus, et le fœtus lui-même. Ces membranes sont au nombre de trois : l'interne, lisse et transparente se nomme *amnios* ; l'externe *caduque* ou *épichorion*, la moyenne *chorion*. La face interne de l'amnios sécrète le fluide appelé *eaux de l'amnios*, fluide qui abonde au moment de la conception, qui diminue au terme de la grossesse et dont la principale propriété paraît être de protéger le fœtus contre les pressions extérieures. Beaucoup de physiologistes sont d'avis que les eaux de l'amnios absorbées par la peau du fœtus servent à sa nutrition; mais comment concilier cette opinion avec le dire de certains accoucheurs qui ont vu des fœtus naître à terme, au milieu des eaux de l'amnios infectes et corrompues, et qui ont trouvé des fœtus viables quoiqu'il n'existât pas la moindre trace de liquide amniotique?

Après son arrivée dans l'utérus, l'œuf humain est quelques temps avant de changer de volume d'une manière sensible; aussi la femme, à moins de circonstances particulières, présente-t-elle alors un ventre plutôt plat que saillant. Dans le cours du second mois, les dimensions de l'œuf augmentent, il se couvre de filamens longs d'une ligne qui s'implantent dans la membrane caduque. Au troisième mois, ces filamens ont en partie disparu; ceux qui restent, devenus plus gros et plus résistans, constituent la base d'un corps particulier destiné à établir les rapports nécessaires entre la mère et le fœtus, c'est le *placenta* ou *arrière-faix*. Ce placenta, continuant de croître et de se développer, finit par former un large gâteau vasculaire dont la face interne adhère à l'utérus, tandis que l'externe, tapissée par les membranes du fœtus, laisse voir les ramifications nombreuses des vaisseaux qui concourent à sa formation. Le placenta s'implante ordinairement au fond de l'organe utérin; quelquefois il adhère aux parties antérieures ou latérales, plus rarement au col de la matrice. Cette dernière circonstance est des plus fâcheuses pour l'accouchement. On peut établir, en thèse générale, qu'à la fin d'une grossesse le placenta offre à peu près le même poids que l'utérus. Il varie néanmoins de volume et son état ne coïncide pas toujours avec la taille de la mère et celle de l'enfant.

C'est à la fin de la troisième semaine après la conception qu'on distingue l'embryon. On aperçoit alors, au point d'adhérence de l'œuf avec la matrice, quelque chose de gélatiniforme où se développent bientôt deux vésicules réunies par un pédicule, ainsi qu'un petit corps rouge duquel partent des filamens jaunâtres. Ce corps rouge, soumis à des pulsations régulières est le cœur, et les lignes rougeâtres qui en partent indiquent les principaux vaisseaux. De la troisième à la quatrième semaine, il est déjà facile de distinguer la tête qui est aussi grosse que le reste du corps et qui se présente sous la forme d'une vésicule, à parois très-minces. Les membres supérieurs et inférieurs ne figurent pas autre chose que des tubercules arrondis, et la longueur totale du fœtus n'excède pas quatre à cinq lignes. A six semaines se dessine déjà l'épine dorsale, à deux mois on distingue les parties principales de la face; deux points noirs occupent l'emplacement des yeux; on voit les rudimens de la bouche, du nez, des oreilles, des bras, des jambes et des cuisses; le fœtus a deux pouces. Entre le deuxième et le troisième mois apparaissent les organes génitaux, mais on ne peut avant trois mois déterminer le sexe de l'enfant. Vers

trois mois et demi, le fœtus pèse environ trois
onces; sa tête, toujours volumineuse, ne forme pas
moins de la moitié de la masse. A quatre mois, les
formes deviennent plus distinctes, les membres acquièrent des proportions analogues au reste du
corps et les muscles exercent une puissance contractile qui porte le fœtus à exécuter des mouvemens
que la mère perçoit d'autant mieux qu'elle est plus
nerveuse. Au cinquième mois, les organes du nouvel
être ont déjà pris un accroissement rapide; le fœtus
présente une taille de huit à neuf pouces, ses mouvemens sont plus décidés. A sept mois, il a une
longueur de quatorze à quinze pouces; sa peau prend
une teinte rosée et se couvre d'un fluide onctueux
qui forme à la naissance l'enduit blanchâtre qu'on
y remarque quelquefois. A cette époque, la vie du
fœtus est assurée à moins de circonstances particulières qui lui deviennent fatales. Le huitième mois
n'est pas, comme le pense le vulgaire, un moment
contraire à la viabilité. Il y a alors plus de chances
de conservation qu'à sept mois, puisque le fœtus
possède des forces et un développement qu'il n'a-
vait pas. Sa taille est de seize à dix-sept pouces; sa
peau, devenue plus consistante et plus claire, est
couverte de petits poils courts et très-fins; ses ongles ont de la consistance, ses cheveux déjà longs,
se colorent, etc. A neuf mois, le fœtus long de seize
à vingt pouces, ayant une grosse tête, des os déjà
résistans, un poids de cinq livres et demie à six
livres et demie, des mouvemens brusques et décidés,
se trouve dans toutes les conditions désirables de
maturité.

Il serait impossible de préciser la manière dont
l'embryon fonctionne dans l'utérus ; on y reconnaît
bien une sorte de circulation, mais on ignore comment elle s'effectue. Quand l'embryon a subi le
développement fœtal, ses fonctions deviennent plus
appréciables ; la circulation surtout peut être pré-
cisée dans sa marche. Avant de la décrire, il convient
de parler des organes qui servent à l'effectuer. Le
plus important de tous est le placenta dont nous
avons déjà donné une idée précédemment. Un cordon
appelé *cordon ombilical*, établit une communication directe entre son centre, et l'ombilic du fœtus.
Formé par les deux artères et la veine ombilicale,
entouré d'un tissu cellulaire très-compacte, ce canal
présente une longueur de dix-huit pouces à deux
pieds. Les deux membranes de l'œuf lui servent
de gaine. Au commencement de la grossesse on voit
dans l'épaisseur du cordon, entre le chorion et
l'amnios, non loin de l'ombilic, une vésicule où
se rendent de petits vaisseaux provenant de l'artère
mésentérique et de la veine mésaraïque. Cette vésicule, dite vésicule ombilicale, contient un fluide
jaunâtre et représente la membrane du jaune des
oiseaux et des reptiles. La *veine ombilicale* née du
placenta et parvenue à l'ombilic s'engage dans l'abdomen, gagne la face inférieure du foie, s'y divise
en deux branches assez fortes dont l'une se distribue
avec la veine porte dans le parenchyme du foie,
tandis que l'autre se rend à la veine cave sous le
nom de canal veineux. Cette veine possède deux
valvules, la première à sa bifurcation, la seconde
à son point de jonction avec la veine cave. Il n'y

a pas de comparaison à établir entre l'état du cœur
et des gros vaisseaux du fœtus viable et celui
de ces mêmes organes après la naissance. Chez le
fœtus, la valvule de la veine cave est très-déve-
loppée; la cloison des oreillettes offre une ouverture très-large, garnie d'une valvule en croissant et
nommée *trou botal*; l'artère pulmonaire n'envoie
que deux petites branches aux poumons et se termine
à la portion concave de la crosse de l'aorte, en formant le *canal artériel*. Les *artères ombilicales*,
propres au fœtus, naissent des iliaques externes,
longent les parties latérales de la vessie, s'accollent
à l'ouraque, et, sortant de l'abdomen par l'ombilic,
vont gagner le placenta où elles se distribuent en
une infinité de ramuscules.

Pour déterminer maintenant la circulation fœtale,
supposons le sang émané du placenta. Il suit la
veine ombilicale, arrive au foie, s'y distribue en
partie, gagne en même temps la veine cave et arrive au cœur par ces deux voies différentes. Il entre dans l'oreillette droite et dans la gauche, en
traversant le trou botal au moment où elles se dilatent, mais il n'y reste que bien peu, car les
oreillettes se contractent presque aussitôt tandis que
les ventricules se dilatent pour recevoir le fluide.
Chassé de nouveau de ces deux poches membraneuses, il passe dans l'aorte, à l'exception d'une
très-petite quantité qui se rend aux poumons. Après
avoir, comme chez l'enfant, parcouru toutes les divisions de l'aorte, le sang revient au cœur par les
veines caves; il est en outre versé dans le placenta
par les artères ombilicales et revient au fœtus par

la veine qui les accompagne. Le trou botal a été ménagé pour équilibrer l'action des deux ventricules. Sans lui, le gauche n'agirait presque pas puisque le sang du poumon n'y arrive qu'en une quantité minime. Les mouvemens du cœur chez le fœtus, appréciables au stétoscope, dépassent ordinairement cent vingt pulsations par minute.

Pour établir, d'une manière précise, les rapports de circulation qui existent de la mère au fœtus on a fait de vaines expériences. Tout ce qui semble hors de doute, c'est que, malgré le manque d'anastomoses directes entre les vaisseaux de l'utérus et ceux du placenta, il paraît certain que le sang de la mère versé dans le placenta y est ensuite absorbé par les tubes capillaires de la veine ombilicale.

L'estomac du fœtus contient une assez grande quantité de matière visqueuse gélatiniforme, qui se mêle à la bile, au suc pancréatique, reçoit une sorte d'élaboration en parcourant l'intestin grêle et fournit un résidu noirâtre, très-peu azoté appelé *méconium* qu'on a soin d'expulser après la naissance.

Les surfaces du fœtus étant lubrifiées comme elles pourront l'être plus tard, il fournit des exhalations abondantes; les sécrétions folliculaires se manifestent également chez lui et les glandes qui concourent à la digestion jouissent d'une activité réelle. Les autres glandes, il est vrai, semblent endormies.

La chaleur fœtale est de vingt-sept à vingt-huit degrés. On ne sait ce qui la détermine.

Quant à la nutrition, son mécanisme est plus obscur encore que celui de la circulation. On suppose avec quelque raison que le placenta puise chez la mère les matériaux indispensables au développement des organes du nouvel être, mais on ne saurait dire, d'une manière générale, comme le fait M. Magendie, que plus les alimens ingérés par la mère seront de bonne qualité, plus le fœtus se développera, car j'ai connu des femmes qui n'ingéraient que des substances indigestes, peu nutritives et même malsaines, et qui mettaient au jour des enfans robustes.

Le fœtus, dans le sein de sa mère, ne se développe pas toujours avec bonheur. Il y éprouve quelquefois des maladies graves qui entraînent sa mort et qui réagissant du fœtus à la mère, peuvent compromettre l'existence de cette dernière. Sa conformation peut aussi être vicieuse, incomplète, ou monstrueuse. Nul doute que l'imagination de la femme n'entre pour quelque chose dans ces accidens bizarres. Cependant les personnes crédules lui font jouer un rôle beaucoup trop grand.

Souvent, au lieu d'un seul fœtus, l'utérus en présente deux, trois, quatre, et même cinq. Les couches doubles arrivent une fois sur quatre-vingts, les couches triples, une fois sur trente à quarante mille. Il est presque sans exemples que les produits de ces dernières aient long-temps vécu. Cependant, je connais une femme de la Lorraine allemande accouchée de trois enfans, un garçon et deux filles bien constitués; l'une des filles mourut sept mois après sa naissance; le garçon vécut jusqu'à l'âge de trois ans; l'autre fille existait encore en 1832; elle avait treize ans, mais sa complexion était chétive, quoique le père et la mère fussent vigoureusement constitués. Quelle que soit la dimension des produits de ces couches multiples, ils ont chacun leur placenta, leurs membranes et leur poche distincts. Aussi, l'un des fœtus peut mourir dans le cours de la grossesse, tandis que les autres continuent à se développer sans obstacles.

De la *parturition* ou *accouchement*. C'est ordinairement à la fin du neuvième mois, ou vers le deux cent soixante et quizième jour de la grossesse que l'accouchement a lieu; mais, cette époque varie beaucoup, et comme il est difficile de préciser l'instant où s'est opérée l'imprégnation, on a l'habitude de la fixer à deux semaines environ après la dernière apparition des menstrues. L'accouchement le plus précoce pour que l'enfant puisse vivre, ne saurait avoir lieu avant la fin du sixième mois, il est alors considéré comme prématuré. On le désigne sous le nom d'*avortement*, s'il arrive plus tôt. Quelques accoucheurs prétendent qu'un enfant peut demeurer dix mois dans le sein de sa mère. Rien ne justifie cette opinion d'une manière positive. Cependant, la législation française admet qu'un enfant peut naître le deux cent quatre-vingt dix-neuvième jour de la grossesse.

La facilité de la parturition ne dépend ni de la vigueur apparente, ni de la taille de la femme; elle tient, au contraire, à la contractilité plus ou moins grande de l'utérus, à la dilatation plus ou moins facile de son col et au volume du fœtus. Ce dernier est passif dans l'accouchement quoique les commères lui supposent un rôle déterminé. Les accouchemens se divisent en naturels et en artificiels. Les accouchemens artificiels qui se présentent dans la proportion d'un à soixante-dix ou quatre-vingts, exigent l'emploi d'instrumens ou certaines opérations pénibles faites avec la main ; nous n'en parlerons pas, car ils ne sauraient entrer dans le domaine d'une médecine domestique ; les autres se trouvent ramenés aux conditions normales de fonctions qui s'exécutent selon l'ordre de la nature.

M. Dugès, dans son excellent manuel d'obstétrique, a divisé les phénomènes naturels de l'accouchement en cinq périodes distinctes; 1° *prodromes;* 2° *préparation;* 3° *expulsion du fœtus;* 4° *délivrance;* 5° *suites.* Nous suivrons la même marche.

1° *Prodromes* ou *signes précurseurs de la parturition.* Quelquefois ils manquent ou sont peu sensibles ; le plus souvent, ils durent depuis quelques heures jusqu'à plusieurs jours. Ces prodromes consistent en un état d'excitation générale signalé par de la chaleur à la peau, de la transpiration, de l'accélération dans le pouls, des inquiétudes vagues, de la mauvaise humeur. L'utérus s'abaisse pendant que son col s'amincit, s'arrondit, acquiert plus d'épaisseur et de souplesse à ses bords ; des mucosités abondantes humectent les parties génitales ; le ventre durcit par intervalles vers les points qui correspondent au fond de l'utérus; quelques douleurs fugitives se prononcent à la région lombaire et au bas-ventre ; on éprouve des besoins fréquens d'uriner et même d'aller à la selle.

2°. *Invasion du travail expulsif.* Le pouls augmente de force et de fréquence, surtout pendant les douleurs, la face rougit, se tuméfie, s'empreint de sueur; des efforts, des contractions musculaires accompagnés de cris se succèdent à des intervalles plus ou moins longs, la matrice se contracte en même temps avec une puissance proportionnée au développement de ses fibres charnues. Quelquefois cinq à six douleurs vives suffisent pour annoncer l'expulsion du fœtus, le plus souvent cette expulsion en exige davantage. Leur durée n'est pas égale chez toutes les femmes; on remarque aussi qu'une contraction vive est assez généralement suivie d'une contraction plus faible. L'intervalle de repos qui existe de l'une à l'autre est nécessaire pour que la nature recouvre ses forces. Chez les personnes nerveuses, on observe souvent de l'inappétence et des vomissemens dans l'intervalle des douleurs. En même temps que ces contractions pénibles ont lieu, les sécrétions muqueuses du vagin et de la vulve augmentent; des glaires sanguinolentes s'y mêlent; l'orifice utérin acquiert plus de dilatation, les membranes s'y engagent comme un coin en formant une poche conoïde, cylindroïde ou ovoïde, laquelle poche se rompt avant l'expulsion fœtale quand il ne l'entraîne pas entière dans sa chute. On dit alors que l'enfant naît coiffé et l'on augure bien de son avenir.

3° *Expulsion du fœtus.* Tantôt elle est presque instantanée, tantôt elle se prolonge depuis une demi-heure jusqu'à trois heures et plus. C'est au commencement de cette troisième période que se fait la rupture de la poche précitée, rupture qui amène la sortie subite d'une partie des eaux de l'amnios ; elles cessent bientôt de couler parce qu'une partie du fœtus vient boucher l'orifice utérin, mais à chaque contraction nouvelle il s'en échappe quelque peu, jusqu'à ce que le fœtus soit bien engagé. Quand les membranes se rompent vers un autre point de la poche et que les eaux ne s'en écoulent que goutte à goutte, les contractions avortent faute de résistance, la dilatation du col languit et attend que la main de l'accoucheur en facilite l'ouverture. Les douleurs qui surviennent dans la période dont nous traçons l'image sont plus vives que les autres ; le fœtus presse fortement l'orifice, s'y engage en le déchirant quelquefois en arrière et à gauche ; le vagin se dilate à son tour ; ses rides s'effacent ; le fœtus y pénètre ; la matrice se relève sur son centre et le corps de l'enfant se fléchit sur sa longueur de manière à présenter une courbure semblable à celle de l'excavation pelvienne. La vulve se distend à son tour ; le périnée aminci forme une tumeur énorme qui se rompt quelquefois ; l'anus se dilate ; les grandes lèvres se déploient ; les nymphes s'étendent, le clitoris et le méat urinaire sont poussés en haut ; la fente du pudendum se porte en avant et laisse voir une ouverture ayant quatre pouces d'avant en arrière et trois transversalement. Les douleurs qui accompagnent ce dernir travail sont appelées *concassantes.* De vigoureux efforts se manifestent, une exhalation sanguine abondante a lieu par la muqueuse du vagin et de la vulve ; des crampes résultent de la compression momentanée du nerf sous-pubien et du plexus sciatique ; de violens ténesmes se succèdent ; les urines et les matières fécales s'échappent involontairement, etc. La vulve d'une femme qui accouche pour la première fois, est souvent lente à s'ouvrir ; des mouvemens d'expulsion et de rétropulsion découragent alors le praticien inexpérimenté qui emploie le forceps lorsqu'une attente de quelques minutes amènerait le résultat désiré.

Après sa délivrance, la femme éprouve une douce satisfaction qui se peint sur sa physionomie. Les maux sont oubliés ; le plaisir d'être mère semble lui léguer une vie nouvelle ; toute à son enfant, elle ressent déjà pour lui cet attachement instinctif que la nature rend si vif chez les animaux les plus cruels. Quelquefois néanmoins, des lipothymies passagères, des frissons troublent la quiétude dont jouit l'accouchée, mais bientôt la circulation se régularise, la matrice redescend dans l'hypogastre et le spasme cesse.

Délivrance. Après dix, vingt ou trente minutes, des souffrances inattendues viennent encore tourmenter la femme. Heureusement, elles sont courtes, et deux ou trois contractions utérines suffisent pour que le placenta se détache du fond de l'utérus. L'accoucheur opère quelques tractions à l'aide du cordon et toutes les membranes de l'œuf sortent avec le placenta.

Suites de l'accouchement. Après l'expulsion de l'arrière-faix, la matrice se contracte et se relâche avec plus ou moins d'énergie et forme à l'hypogastre un globe dur ayant le volume du poing.

Ces contractions produisent ce qu'on appelle des tranchées. Elles sont peu sensibles dans la première couche. Souvent même on n'en éprouve point du tout ; aux couches suivantes, elles causent des douleurs qui deviennent par fois intolérables et qui se succèdent de quart en quart d'heure ou d'heure en heure.

Un écoulement appelé *lochies* ou *vidanges* persiste trente à quarante jours après l'accouchement. *Sanguines* d'abord, les lochies deviennent *séreuses*, prennent une odeur *sui generis* très-désagréable après une durée de cinq à six jours, augmentent ordinairement avec la fièvre de lait et diminuent ensuite.

Fièvre de lait. Elle n'est pas constante et dépend toujours du développement de la sécrétion laiteuse dans des organes spéciaux appelés *mamelles*. On peut considérer les deux mamelles comme étant des parties accessoires de l'appareil génital. Situées entre le sternum et les aisselles, au-devant de la poitrine, elles sont formées d'une glande qu'entoure une grande quantité de tissu graisseux. C'est ce tissu qui leur donne la forme hémisphérique, la consistance et la flaccidité qui les caractérisent. Elles sont recouvertes d'une peau fine et présentent à leur partie externe et centrale une auréole de couleur rose qui entoure une petite éminence appelée mamelon. Cette éminence a une forme conoïde. Elle est revêtue d'une peau légèrement rugueuse présentant l'orifice des *vaisseaux galactophores* ou excréteurs du lait. Chaque mamelle en a douze ou quinze. Les artères des mamelles sont peu volumineuses, mais multipliées; elles ont des vaisseaux lymphatiques et des nerfs en grand nombre, aussi jouissent-elles de beaucoup de sensibilité.

Des sympathies très-étroites établissent une intime liaison entre les mamelles et l'utérus. Cet organe ne peut être irrité sans que les mamelles s'en ressentent, et comme la grossesse est un état permanent d'orgasme utérin, on doit s'attendre à voir, tant qu'elle dure, des signes de la liaison que nous venons de signaler. Ainsi, pendant la grossesse, les mamelles augmentent de volume, le mamelon devient sensible, turgescent, il sécrète un liquide blanchâtre moins consistant que le lait, mais absolument analogue à la matière lactescente nommée *colostrum* qui remplit les seins au moment de l'accouchement. Ce colostrum, de couleur jaunâtre et sucrée, possède une propriété laxative qui aide à l'expulsion du *méconium* contenu dans les intestins du nouveau né. Quelques jours après l'accouchement, la quantité du lait augmente et sa sécrétion devient plus abondante. C'est en ce moment, c'est-à-dire du troisième au quatrième jour, quelquefois plus tard, que l'irritation provoquée par le travail de l'enfantement, quitte la matrice pour se porter aux mamelles; ces dernières augmentent tout-à-coup de volume, deviennent dures, bosselées, inégales, gênent les mouvemens respiratoires et produisent une fièvre générale qu'on est convenu d'appeler fièvre de lait. Cette fièvre ne dure souvent que douze à vingt-quatre heures. Quelquefois elle se prolonge au-delà et amène des accidens dont nous aurons occasion de parler ailleurs. A la fin de la période fébrile, les mamelles ayant acquis toute leur extension possible, sécrètent le lait en abondance et passent alternativement, tant que dure la lactation, d'un état de plénitude à un état de flaccidité et de vacuité plus ou moins complet. Quand, par une cause quelconque, la sécrétion laiteuse est activée, on éprouve aux mamelles une sensation de fourmillement et même une douleur lancinante assez incommode; il semble que le lait monte, selon l'expression vulgaire, en suivant un mouvement d'ascension depuis le bas-ventre jusqu'à la poitrine.

Les principes du lait varient chez les différens animaux, et même chez les femmes; il se montre plus nutritif, plus sucré, plus épais chez les unes que chez les autres. On peut établir aussi, en thèse générale, qu'à mesure qu'une femme approche du terme de la lactation, son lait augmente en propriétés nutritives. Les physiologistes considèrent ce liquide comme une des liqueurs glanduleuses les plus azotées. Il contient plus des $\frac{9}{10}$ d'eau ou de petit-lait, du fromage, du beurre, du sucre de lait, de l'hydrochlorate de potasse, du phosphate et de l'acétate de potasse, de l'acide lactique, du lactate de fer, du sel, du phosphate de chaux, etc.

Les principes constituans du lait changent avec la quantité et la nature des alimens. Il sera plus épais, moins acide tant que la femme se nourrira de matières animales; les végétaux produiront un effet opposé. Il se charge aussi des substances médicamenteuses ingérées par la mère. Se purge-t-elle, son lait acquiert une vertu purgative. La sécrétion ordinaire du lait ne dépasse pas dix mois ou un an. Il y a cependant beaucoup de femmes qui nourrissent jusques trois enfans l'un après l'autre ; mais leur lait est alors très-épais et il est rareque des enfans chétifs s'en accommodent. Quoique la sécrétion laiteuse semble exclusive à la femme qui nourrit, on l'a vue se manifester chez de jeunes filles et même chez des hommes. J'ai eu l'occasion de soigner une dame de Metz dont les seins n'ont été vides de lait que dix années après sa dernière couche. Leur sécrétion lui a même permis de nourrir, dans l'intervalle, de petits chiens dont la succion lui avait été conseillée comme remède. Cette dame, à la vérité, possédait une irritation utérine : la sécrétion laiteuse était une sympathie morbide.

Phénomènes physiologiques propres à l'enfant naissant. Sur cent soixante-dix enfans nés spontanément, dit M. Dugès, on observe que cent soixante-trois sont viables, six morts et un non viable, c'est-à-dire difforme ou abortif. Parmi les avortons, on trouve plus de femelles que de mâles ; c'est le contraire pour les enfans nés à terme. Le travail de la parturition peut durer trois ou quatre jours sans compromettre l'existence du fœtus, si les eaux de l'amnios ne se sont pas écoulées. Si, au contraire, les membranes ont été rompues, sa vie est en danger, parce que le placenta et le cordon ombilical étant fortement comprimés, le passage du sang de la mère au fœtus devient difficile, il y a reflux du sang et asphyxie par *stase*. On trouve, à l'examen du cadavre, du sang noir dans le cœur et les gros vaisseaux.

A peine un enfant vivant a-t-il présenté sa tête ou sa face hors de la vulve qu'il pousse des cris appelés *vagissemens*. Ces vagissemens indiquent que la respiration s'effectue. La bouche se décharge en même temps des mucosités qui la remplissent, les poumons se développent, acquièrent de la pesanteur et du volume, la poitrine s'amplifie et l'ordre cir-culatoire propre au fœtus se modifie. Le sang de la veine ombilicale cesse alors de remplir le canal veineux qui se rétrécit, la veine cave n'envoie plus rien à l'oreillette gauche; l'artère pulmonaire pousse dans ses branches latérales tout le sang qu'elle reçoit. Revenu des poumons, ce même sang remplit l'oreillette gauche, en déterminant la fermeture du trou botal, par la valvule qui le garnit, passe en-suite dans le ventricule gauche d'où il gagne l'aorte et ses divisions, sans aborder, pour ainsi dire, dans les artères ombilicales. La respiration seule amène ce changement, car, si dans les premières heures de la vie elle s'exécutait mal, la circulation repren-drait la marche fœtale et une hémorrhagie aurait lieu par le cordon ombilical, si l'on n'avait eu soin d'y faire une ligature.

Le contact de l'air excite la peau de l'enfant nais-sant. Son œil encore demi-opaque, son oreille rem-plie de mucosités sanguinolentes ne jouissent pas d'une sensibilité bien grande; il n'exprime tous ses besoins que par des cris et des mouvemens mus-culaires; son attitude, pendant plusieurs jours, est conforme à celle qu'il avait dans l'utérus; il dort presque constamment. Aussitôt que l'appétence alimentaire se développe, l'enfant exécute des mouvemens de succion. L'excrétion du *méconium* s'accompagne assez ordinairement de légères coliques.

Tel est le tableau présenté par la mère et l'enfant après le travail de la parturition. Il devait trouver sa place ici, car c'est l'intermédiaire naturel d'un traité de physiologie à un traité d'hygiène.

HYGIÈNE.

L'homme, dès son entrée dans la vie, se trouve en contact avec une infinité de choses, en rapport avec mille objets divers qui agissent puissamment sur son physique et son moral ; il subit de la sorte diverses influences, toutes favorables ou nuisibles à la santé, essentielles ou fatales à l'existence. L'*hygiène* a pour but d'éclairer sa marche, de lui indiquer ce qu'il doit éviter et craindre, rechercher et désirer ; c'est par les conseils de l'hygiène qu'il connaîtra l'usage rationnel de ses organes, qu'il saura distinguer les actes nuisibles de ceux qui peuvent tourner à son avantage ; instruit du but de la nat re et des nombreux moyens qu'elle emploie, il pénètrera le secret de ses opérations, parviendra à la connaissance de lui-même, connaissance importante qu'on n'acquiert souvent qu'après bien des années, bien des tâtonnemens et des essais préjudiciables. L'hygiène embrasse, dans son vaste domaine, tous les détails de l'existence ; elle prend l'homme au berceau, le suit d'âge en âge jusqu'à la décrépitude et ressemble à ce génie blanc des peuples orientaux, à ce bon ange qui nous protége avec sollicitude et nous couvre de ses aîles. Science pratique, s'il en fut jamais, l'hygiène renferme les connaissances les plus utiles à l'humanité, celles d'où peut découler son bien-être. Elle est d'un usage de tous les jours, de toutes les minutes, et cependant combien d'individus en ignorent même le nom !....

Les soins hygiéniques constituaient à eux seuls presque toute la médecine des peuples anciens. On ne connaissait guère de médicamens, on était incertain sur leurs propriétés réelles, sur leur mode d'opérer, en sorte qu'un traitement quelconque devait se borner à l'usage des bains, des onctions, des frictions, des exercices gymnastiques, aux changemens d'air, au choix des alimens et des boissons. Ces moyens simples ramenés à des règles fixes, formaient tout le code médical qu'on voyait gravé sur les murailles du temple d'Esculape ; les prêtres se réservaient d'en faire l'application selon les circonstances, et certes, ils obtenaient au moins autant de guérisons qu'en a produit l'arsenal pharmaceutique des âges suivans.

« Si l'on a dit avec raison que la chirurgie est la partie mécanique de la médecine, on pourrait appeler, avec non moins de justesse, l'hygiène la *partie physique de la philosophie*. Il est facile de prouver cette assertion, et, sans entrer dans aucune discussion métaphysique, il suffirait de démontrer les rapports continuels du physique et du moral pour établir que celui qui suivrait dans toute leur étendue les lois de l'hygiène serait un homme vertueux. Nourrissez d'alimens stimulans, excitez par toutes les voies un individu naturellement doué de passions ardentes, vous le verrez bientôt se porter aux plus coupables excès; qu'arrivé à ce degré d'oubli de lui-même, ce même individu soit soumis aux lois d'une hygiène sévère, ses passions deviendront moins tumultueuses, sa raison reprendra graduellement son empire, et il pourra être enfin rendu à la vertu et à la société. (Ratier.) »

Ces considérations ont dû frapper l'esprit de tous les législateurs anciens et modernes, de tous les fondateurs de sectes religieuses ou philosophiques, des moralistes et des médecins.

Les législateurs savaient que la force réelle des états repose sur le perfectionnement successif de la race humaine; aussi, leurs institutions avaient-elles pris l'hygiène pour base. Les lois de Moïse, de Confucius, de Pythagore, de Solon, de Lycurguene sont autre chose que de l'hygiène appliquée. Malheureusement, l'ignorance a fait perdre de vue cet important objet et il faut venir au XVIIIe siècle pour trouver, sinon des législateurs, au moins des hommes privés qui s'occupent de la destinée physique de l'homme.

Franklin, dont la mission presque sacerdotale eut principalement en vue l'amélioration de l'espèce humaine, fit une vertu de la propreté et mit la tempérance au-dessus de toutes les qualités sociales: Mayow, Bayle, Hales, Arbuthnot, Locke, Rammazini, Winslow, Jean-Jacques, Buchan, Tissot, ont mis en honneur, comme elle méritait de l'être, la science de l'hygiène. Quelques fondations philantropiques ont été instituées d'après les vues qu'elle embrasse; telles sont les maisons de correction des États-Unis, établissemens modèles, puisqu'on en voit sortir corrigés et guéris moralement des membres que les autres nations sont contraintes de repousser à jamais de leur sein. Certaines maisons d'éducation se sont aussi fait une loi d'allier le développement du physique à celui du moral; les gouvernemens emblent commencer à comprendre l'importance des lois de l'hygiène et jamais peut-être on ne s'en est occupé avec plus de fruit.

Le XIXe siècle a vu paraître un grand nombre d'ouvrages destinés à son étude, mais, soit que la médecine générale ne fût pas assez avancée, soit qu'on se laissât entraîner à des considérations ingénieuses plutôt philosophiques que pratiques, la science de l'hygiène a laissé jusqu'aujourd'hui beaucoup à désirer, malgré les travaux recommandables de Tourtelle, Willich, Hallé, Nysten, Thillaye, Fodéré, Marc, Barbier d'Amiens, Villermé, Deslandes, Dupont de l'Ain, Ratier, Rostan, Londe, le Prieur, etc. Un traité complet d'hygiène publique et privée reste encore à faire ; nous n'avons pas la prétention de remplir cette lacune aujourd'hui, nous voulons seulement transformer l'hygiène savante des écoles en une hygiène pratique, toute palpable et toute vulgaire, intelligible au plus grand nombre, en un code social, guide assuré pour le genre humain.

DE L'HOMME ET DE LA FEMME.

L'homme et la femme, qu'on peut définir *deux intelligences semblables servies par des organes* possèdent en eux-mêmes tous les principes constitutifs de leur espèce. Ainsi, c'est par l'étude attentive de ces deux êtres que doit commencer la science de l'hygiène ; car *quiconque ne connaît pas l'homme,* dit Hippocrate, *ne peut savoir la médecine.* (Lib. de vet. medicinâ.) Déjà, l'on a pu voir, dans la partie physiologique de notre travail, les rapports et les différences essentiels qui existent entre l'homme et les animaux, la manière dont leurs fonctions s'exécutent et dont s'effectue le travail de leur régénération, mais il nous reste à présenter le tableau de l'espèce humaine considérée en général.

L'homme appelé par Virey *l'animal éminemment philosophe*, est la première de toutes les créatures, celle qui réunit en soi le plus d'élémens de perfection et d'avenir. Délicat et sensible, peu favorisé au physique sous le rapport de la force brutale, pourvu d'une intelligence étendue qui lui donne les moyens de régner sur le globe, il diffère par la majesté de son port et de sa physionomie, par ses habitudes et son langage de tous les animaux auxquels on pourrait le comparer. Sa station naturellement droite lui permet de supporter un cerveau volumineux; sa face aplatie, ses yeux disposés sur le même plan, la saillie de son large front lui donnent une physionomie expressive; la largeur du bassin, la saillie des fesses, l'aplatissement du pied, l'insertion élevée des muscles postérieurs de la jambe, le rendent plus propre qu'aucun autre animal à se tenir debout et assis. De cette organisation, il résulte 1° que le cerveau devient une masse prédominante qui agit puissamment sur notre être; que la vie de relation est en conséquence plus étendue chez nous que chez les bêtes brutes; 2° que la circulation veineuse très-compliquée dans le ventre, très-lente à cause de la station debout qui force le sang à remonter contre son propre poids, est sans doute pour beaucoup dans l'apparition des menstrues et des hémorroïdes, phénomènes propres à notre espèce et à celle des singes les plus perfectionnés. Dans l'espèce humaine, la tête étant pour ainsi dire le centre de l'existence, le pivot sur lequel roule toute la machine, dès que la tête est coupée, l'homme cesse de vivre, tandis qu'un quadrupède, un oiseau, un poisson, un reptile s'agitent encore après cette opération avec d'autant plus de force et de durée que leur cerveau a moins de volume et joue un rôle moins grand pour chaque individualité. Quoique les sensations humaines considérées une à une soient moins vives que les sensations de certains animaux, que l'homme ait un œil moins perçant que le vautour, une ouïe moins fine que la taupe ou le lièvre, un odorat bien inférieur à celui du chien, il l'emporte sur eux par la faculté qu'il a de comparer ses diverses sensations, de les éclairer l'une par l'autre, et d'apercevoir des rapports moraux là où les brutes subissent l'influence d'un instinct matériel. Les animaux d'ailleurs présentent tous une grande inégalité de perfection entre leurs différens sens tandis que ceux de l'homme s'harmonisent, se comprennent, en quelque sorte, et se suppléent. De cette heureuse organisation naissent des idées saines, une intelligence plus variée, plus étendue. Nous savons commander assez à nous-mêmes pour qu'un sens ne nous domine pas aux dépens des autres; la soif du sang, la rage de la faim ne nous entraînent pas comme le tigre à dévorer les êtres plus faibles que nous; l'instinct de la conservation ou la faiblesse de notre nature ne nous fait pas fuir notre ennemi comme le lièvre et l'oiseau; si des sens irrités nous tourmentent, une raison puissante est presque toujours là pour contrebalancer les désirs.

L'homme, jeté nu sur la terre, dépourvu à sa naissance de ce sentiment conservateur qui anime et guide les animaux, n'ayant rien qui le défende, rien qui le protége contre les nombreux élémens de destruction dont il se trouve environné, présente une délicatesse plus grande, une sensibilité plus exquise que les autres êtres. Il n'a pas, comme la plupart des quadrupèdes, la force de se lever et de marcher; ses premiers vagissemens sont les cris de la peur, de la souffrance et du besoin, ses yeux ne voient rien, ses oreilles et ses narines se trouvent remplies de mucosités; sa peau dépourvue de consistance s'excorie au moindre frottement; les parois de son crâne, à peine ossifiées, laissent entre elles des espaces vides dont la compression prolongée pourrait causer la mort; sa tête énorme relativement au reste du corps l'empêcherait de se soulever, quand encore les jambes seraient assez fortes pour en soutenir le poids. Cet état rend les soins de la mère indispensables, et, comme elle ne saurait pourvoir seule à l'existence de son enfant et à la sienne, le père est obligé d'y veiller. Ainsi se trouve établi, par le fait de la génération, le principe organisateur de la société tout entière, savoir : une mère, un père et des enfans chargés de reproduire à l'avenir ce que leurs parens ont fait pour eux ; voilà cette union vitale, cette alliance naturelle qui confond ensemble les intérêts, règle les habitudes, engendre le bien-être et la civilisation. « L'enfance de l'homme, dit Virey, plus longue et plus débile que celle de tous les animaux, devient précisément la cause de notre perfectionnement. D'abord la mollesse extrême de notre constitution nous rend plus dociles à toutes les habitudes que tout autre animal; la délicatesse et la nudité de notre peau nous disposent à éprouver des sensations perpétuelles, vives et profondes; car on voit les enfans vouloir tout saisir et tout voir; notre système cérébral, si volumineux, demande un grand nombre d'idées; aussi, les enfans montrent presque tous une grande mémoire et beaucoup de curiosité; ce qui est une disposition commune à l'homme et aux singes.

C'est donc la longueur de notre faiblesse jointe à l'heureuse disposition du cerveau qui nous rend dociles et pliables à toute instruction, qui, reculant la puberté, prolonge nos années, et qui rassemble en nous tous les trésors d'une industrieuse éducation. »

Cette éducation est facile : indépendamment de son organisation heureuse, l'homme apporte avec lui les élémens nécessaires à la peinture de ses idées. De tous les mammifères, il est le seul dont la pensée s'exprime par des signes, car le langage des animaux les plus élevés dans l'échelle des êtres se réduit à des cris exprimant certaines passions brutales; d'autres, tels que les perroquets prononcent bien des mots articulés, mais auxquels ils n'attachent aucun sens. Il eût été possible à l'orang-outang, par la conformation de sa bouche, d'avoir un langage analogue à celui de l'homme, si la nature, en ménageant une ouverture entre le cartilage thyroïde et l'os hyoïde de cet animal, ne l'avait privé de cette faculté précieuse.

L'homme est omnivore et cette propriété distinctive qui le place entre deux ordres d'animaux, les carnivores et les herbivores, fait encore ressortir davantage l'excellence de son organisation. Combien d'habitudes alimentaires différentes, quelle variété dans la nourriture on observe chez tous les hommes, depuis les Esquimaux et le Kamtschadale vivant avec leurs chiens, de poissons crus et putréfiés, buvant l'huile rance de baleine, jusqu'au sensuel Européen dont le goût délicat a presque fait une science de l'art culinaire !.... Cette diversité d'alimens a pour effet de perfectionner le sens du goût et d'étendre, sous ce rapport, le domaine de l'intelligence humaine, tant que des excès ne viennent point la pervertir.

La faculté d'engendrer en toute saison, d'user quand on le veut des jouissances physiques les plus douces, l'exaltation morale qu'on éprouve alors, les tendres épanchemens qui accompagnent l'union des deux sexes, constituent un genre de plaisirs exclusivement réservés à la race humaine ; plaisirs nécessaires puisqu'ils concourent à former la première chaîne d'alliance des familles.

Ce que nous avons dit jusqu'à présent concerne la femme aussi bien que l'homme, mais ils offrent l'un et l'autre au physique et au moral des caractères distinctifs, tranchés, conformes à leur mode d'existence respectif, au rôle différent que la nature leur a dévolu. Chez l'homme convenablement constitué, on observe une structure carrée, des membres solides, des muscles contractés et saillans, des épaules larges, un col court, une peau brune

et velue, des cheveux noirs, des veines bien des-
sinées; sa démarche est fière, sa voix grave, son
timbre sonore, son œil brillant, son geste décidé.
Il réfléchit avant de s'émouvoir, montre du courage en face des périls, de la générosité quand il
triomphe, du calme s'il succombe, de la résigna-
tion dans le malheur. Sa vie, tout extérieure, se
dépense en efforts continuels; chez les peuples
sauvages, il s'use à la guerre, à la chasse et à la
pêche; chez les nations civilisées, c'est l'insdustrie,
mais l'industrie active qui absorbe la plupart de
ses facultés. La femme présente, au contraire, une
constitution molle, humide, chargée de graisse, de
lymphe et d'un sang généralement moins anima-
lisé que celui de l'homme; ses muscles sont moins
dessinés, ses vaisseaux moins visibles, sa peau est
plus douce et moins sèche, ses mamelles et son
bassin fortement développés semblent avoir fixé
toute l'attention de la nature. Cette constitution
délicate assujettissant la femme à une vie paisible
et sédentaire, elle aura une existence plus douce,
plus uniforme que celle de l'homme; elle poussera
généralement sa carrière plus loin, lorsqu'elle aura
surmonté les orages de l'époque critique. Elle éprou-
vera peut-être moins de jouissances d'amour-propre,
s'effacera devant le rôle que joue son époux dont
elle ne saurait partager l'activité ni les travaux,
mais elle ne deviendra pas moins utile par les soins
qu'elle prodigue à la famille.

On divise en trois périodes l'existence de l'homme
et celle de toutes les créatures: celle de l'*accroissement*, celle de la *reproduction* et celle du *dé-*

croissement. Dans nos contrées, l'homme est vingt-cinq ans à se perfectionner ; vingt-cinq ans dans sa vigueur physique, génitale et intellectuelle, et vingt-cinq à décroître, car toute longévité qui dépasse soixante et quinze ans doit être considérée comme un cas exceptionnel. « Lorsque Théophraste, à quatre vingt-dix ans, se plaignait que la nature enviait à l'homme des jours consacrés à l'étude et au travail, tandis que les corneilles, les perroquets et la plupart des poissons, traversent, dit-on, au-delà d'un siècle, cette plainte était-elle fondée ? Aucun mammifère, si ce n'est peut-être l'éléphant et la baleine, n'arrive ainsi que l'homme à sa centième année ; aucun n'est si long-temps pubère, n'a plus de temps et de faculté pour jouir de tous les dons de la vie. Et d'ailleurs, qu'importe cette longue durée, si elle ne sert qu'à éterniser l'ennui et les douleurs, inséparables de notre existence. Ulysse, dit Homère, refusa l'immortalité près de Calypso, et ce fut à notre avis, un grand acte de sagesse : quand on pourrait écarter les tristes infirmités du vieil âge, se repaître de l'ambroisie d'une éternelle jeunesse, je ne sais même si une perpétuité absolue des plaisirs ne se transformerait pas bientôt en insupportables dégoûts. Comme il faut du sommeil après une longue journée de fête, il faut, dit un physiologiste moderne, le repos du tombeau à la plus belle vie : lui seul peut garantir de tout revers la mémoire des plus nobles actions ou du plus sublime génie. La pierre sépulcrale imprime le sceau sur notre vie, car d'ordinaire on ne rend justice aux hommes qu'après leur mort. Vivre toujours dans le travail et dans le doute, n'est qu'un long mourir, puisqu'on ne peut exister, dans toute sa renommée, qu'en descendant au cercueil.

Rangé par son organisation dans la famille naturelle des *primates* ou des singes parmi les mamifères, l'homme semble avoir été destiné dans l'origine du monde, à vivre sous l'ardent soleil des tropiques. Les monumens, les traditions nous ramènent à ce berceau commun, car le riant plateau de la haute Asie, les terres sauvages de la Scandinavie et du nord de l'Europe, les Landes de la Chine et de l'Inde considérés tour à tour comme ayant servi de point de départ au genre humain, n'offrent pas d'objets antérieurs à cinq ou six mille années; or, on sait que l'antiquité de notre race, éprouvée par plusieurs grands déluges remonte bien plus loin qu'on ne l'a supposé jusqu'à présent. C'est donc des plages heureuses de l'Afrique et de l'Asie que la société humaine, d'abord éparse, indépendante et sauvage, s'est avancée dans les régions que nous occupons, c'est en quittant l'ombre protectrice des palmiers, que l'homme éprouvant des besoins nouveaux, à mesure qu'il marchait vers le Nord, est devenu industriel et a fait plier son intelligence aux rigueurs climatériques qu'il devait subir. Ainsi, d'une souche commune, se sont formées plusieurs races différentes ayant chacune un physique, des mœurs, des habitudes, des affections maladives en rapport avec le sol occupé par elles; ainsi l'homme devenu cosmopolite, se montra modifiable à l'infini sous toutes les latitudes, tantôt nu, dansant au son bruyant du tam-

tam et du balafo , par une chaleur de quarante degrés , tantôt couvert de peaux et d'eiders emplu-
mées , se nourrissant de terre ou de poisson cru
sur les rivages d'une mer de glaces. Entre ces deux
situations extrêmes , il s'en trouve quantité d'autres intermédiaires qui différencient plus ou moins la
race humaine. Cette race est une. La bible, livre
des livres , la fait descendre d'un couple fortuné
qui eut le paradis pour séjour.

RACES HUMAINES.

Presque tous les anciens naturalistes , sans excepter
Buffon , divisaient le genre humain en deux grandes
races : 1° la *blanche* qu'ils plaçaient dans les climats
froids ; 2° la race *noire* répandue sous le ciel des
tropiques. Les variétés olivâtres , cuivrées , etc. ser-
vaient d'intermédiaires aux races précitées et l'on
expliquait les différences de familles humaines par
des mélanges , des croisemenus de races , des émi-
grations , des conquêtes et par l'action plus ou
moins active du soleil.

L'ancien monde doit être divisé en trois types
bien distincts, savoir : la race *blanche* dite *caucasienne* ou *arabe* et *européenne ;* 2° la race *olivâtre* , *mongole* , *chinoise* , *kalmouke* etc ; 3° la
race *nègre* , *éthiopienne* , *hottentote* , etc. La race
hyperboréenne admise par quelques naturalistes ,
rentre dans cette dernière. Les Américains pourraient en former une autre s'il n'était à peu près
certain que le nouveau monde s'est peuplé d'habi-
tans venus de l'ancien, soit par les terres de l'hé-
misphère austral, soit en suivant l'Archipel de

l'Océan Pacifique. Les trois races précitées se partagent tout l'univers : l'Europe, l'Asie mineure, l'Arabie, la Perse, l'Inde jusqu'au Gange, l'Afrique jusqu'à la Mauritanie forment le domaine de la race caucasienne. La Mongole qui occupe tout le reste de l'Asie, qui paraît avoir peuplé toute l'Amérique septentrionale, a son point d'origine sur le vaste plateau de la grande Tartarie et du Thibet. La race nègre peuple l'Afrique, quelques îles de la Nouvelle Guinée, la terre des Papous, etc. Cette division, au reste, se concilie parfaitement avec le texte des livres saints. N'a-t-on pas dit de Cham, que, maudit par Noé et contraint à servir ses frères, il fut la tige d'une race malheureuse brûlée par le soleil dans les déserts de l'Afrique ; Sem n'est-il pas le type de la race olivâtre ou mongole, et Japhet, dont le souvenir s'est conservé parmi les nations occidentales, ne semble-t-il pas le père de de la race arabe et européenne ?

Caractères de la race blanche, arabe, européenne. La race *blanche, arabe, européenne, caucasienne* ou *celtique* se distingue des autres par la couleur blanche de la peau, une figure ovale, un angle facial de quatre-vingt-cinq à quatre-vingt-dix degrés ; chez elle le crâne est prononcé, le nez est ordinairement aquilin, la bouche moyenne, les dents sont verticales, les os de la pommette peu saillans. C'est la seule race qui présente des yeux bleus et des cheveux blonds. On la subdivise en plusieurs grandes nations primitives, ayant chacune leur langue, leurs mœurs, leurs croyances religieuses, leur type individuel à part. Ainsi, les

Arabes, les Indous, les Scythes ou Tatars d'Europe, les Keltes ou Celtes forment les quatre familles originelles qui dérivent de la race en question. La famille celtique se partage en deux branches,
l'une boréale, comprend tous ces Gaulois à haute
stature, ces Cimbres vaincus par Marius, ces Goths,
ces Francs et tous ces All-manns venus des bords de la
mer baltique; la branche méridionale, beaucoup moins
nombreuse, habitait jadis les îles de l'Archipel,
l'Italie et les deux Siciles. Elle se mêla insensible-
ment à la branche boréale et produisit des hommes
d'un caractère mixte, nés pour la guerre, les sciences
et les beaux-arts. Les Suédois, les Finlandais,
les Polonais et les Russes d'Europe présentent,
en quelque sorte, le prototype de la famille
boréale. Ils ont une taille élevée, une peau écla-
tante de blancheur, des cheveux blonds et lisses,
des yeux gris ou bleuâtres. Les Russes asiatiques,
les Danois, les Allemands, les Anglais et les Hol-
landais diffèrent de la souche primordiale, car leur
peau brunit déjà et leurs cheveux quoique blonds,
sont moins pâles. Entre cette famille boréale
et la famille du midi, on trouve une énorme différence; ici un teint brun, des yeux noirs, des
cheveux durs, plus ou moins crépus et foncés
en couleur; ici de la vivacité, de l'esprit, de
l'harmonie imitative dans le langage; là, de la pâ-
leur plutôt que du coloris, des traits gros plutôt
que fins, des muscles vigoureux, de la froideur
dans le caractère et les idées, du calcul plutôt que
de l'astuce, du jugement plutôt que de l'esprit.
Grecs, Turcs de l'Europe, Italiens, Espagnols,

Portugais, tous présentent au moral ainsi qu'au physique un caractère qui ne permet pas de les confondre avec les nations septentrionales. Les Français, les Belges et une grande partie des Suisses tiennent le milieu, par leur position géographique et leur organisation, entre les peuples du nord et ceux du midi de l'Europe. Leur peau nuancée de teintes assez rembrunies, leurs cheveux châtains, leurs yeux partie bruns, partie grisâtres ou bleus foncés, leurs formes assez vigoureuses également éloignées des formes athlétiques allemandes et des formes grêles du Midi, leur esprit enjoué et sévère tour-à-tour, emporté et méditatif, font de ces trois peuples une famille intermédiaire, un anneau de la chaîne qui lie les unes aux autres toutes les nations du monde. Les Arabes, les Maures, les Abyssins sont à la race nègre et à la famille celtique de l'Europe ce que sont les Français aux peuples méridionaux et aux peuples du Nord ; ils forment un anneau de transition et présentent un caractère mixte, moitié sauvage, moitié civilisé, un point de contact où viennent se toucher deux races que le sol et la civilisation séparent.

Caractère de la race mongole. La race *mongole*, *kalmouke* et *chinoise*, la plus nombreuse et la plus étendue, puisqu'elle occupe un arc du méridien d'environ soixante et quinze degrés, est aussi formée de plusieurs grandes familles telles que les Mongoles, les Kalmoukes ou Tatars descendans des anciens Scythes et des Huns, les Chinois, les Laponais, les Siamois, les Kamstchadales, les Lapons, les Esquimaux, les Groen-

landais, les Malais, les Américains méridionaux, etc.
En général, les individus de cette race ont un angle
facial variant de quatre-vingts à quatre-vingt-cinq
degrés, le crâne peu saillant, le front plat, les yeux
obliques, la face large, les pommettes prononcées,
le nez gros et écrasé, les narines ouvertes, les
tempes enfoncées, la mâchoire supérieure aplatie,
le menton avancé. Leur taille est écourtée, trapue,
leur corps musculeux, leurs jambes cambrées. Ils
ont des cheveux noirs, roides, rudes comme du
crin et peu serrés. Le climat sous lequel ils vivent
a beau être froid, la teinte olivâtre de leur peau
reste la même. Tels sont les caractères physiques
de cette race dont les inclinations et l'aptitude intellectuelle varient singulièrement dans chacune des
familles nationales qui la composent. Il y a une
différence énorme entre le Tatar belliqueux, toujours à cheval, toujours en guerre, se nourrissant
de chaire crue et le Chinois indolent et paisible,
instruit et policé autant que peuvent le permettre
les habitudes stationnaires d'un gouvernement des-
potique. Les mongols polaires, les Kamstchadales,
les Lapons, etc., hordes nomades qui vivent avec
leurs chiens ou leurs rennes sous des abris infects,
au milieu de vapeurs méphitiques, présentent en
laid le type exagéré de la race mongole ; peuples
rabougris, à peau brune et tannée, ils n'ont guère
d'autre instinct que celui de leur conservation. La
famille malaise, toute maritime, assez industrielle,
tient le milieu, sous le rapport du physique et du
moral, entre les hordes mongoles de l'Asie et les
Nègres de l'Afrique. Peut-être résulte-t-elle du mé-

lange de ces deux races. La famille américaine du Nord se rapproche beaucoup des Tartares mongoles par sa physionomie, sa complexion, ses habitudes et son intelligence. Mais, où placer les Américains les plus méridionaux; de quelle souche originelle peut-on les faire descendre? Ils tiennent bien plus de la race blanche que de la race olivâtre et il ne serait pas impossible qu'une colonie de l'ancien monde eût servi à peupler le nouveau.

Un angle facial de soixante-quinze à quatre-vingts degrés, une face prolongée en museau, un front arrondi et déprimé, une tête comprimée vers les tempes, des yeux ronds, un nez large et épaté, de grosses lèvres, des dents qui font une saillie oblique, un menton reculé, des cheveux frisés, épais et laineux, des jambes presque sans mollet, des genoux légèrement fléchis, le cou et le corps courbés en avant, les fesses proéminentes en arrière, une allure éreintée, tels sont les signes distinctifs de l'*espèce nègre* et de ses principales variétés. Plus passionné pour les plaisirs des sens et les exercices agréables que pour les jouissances intellectuelles, très-imitateur, paresseux, insouciant, traître et vindicatif, le nègre a beaucoup de rapports avec le singe. Son intelligence, susceptible de culture, comme l'ont prouvé Toussaint Louverture et Christophe, n'atteindra cependant jamais la perfectibilité dévolue à la race blanche. Cette différence d'organisation explique l'état d'esclavage où gémit la race nègre et la difficulté qu'elle éprouve à s'organiser dans des formes d'administration régulières. On la divise en trois grandes variétés; les *Ethiopiens* ou

Nègres proprement dits, les *Cafres* et les *Hottentots*. Les *Ethiopiens*, la plus indolente et la plus lascive de toutes les familles noires, sont de grands enfans passionnés, timides et soumis, fidèles lorsqu'ils aiment, capables de vengeances atroces, quand ils se croient offensés. Leur peau huileuse, d'un noir d'ébène, exhale une odeur de poireaux très-désagréable. Les *Cafres* ont plus d'intelligence et un physique plus avantageux que les Ethiopiens. Leur face est moins proéminente, leur peau moins noire, leur transpiration moins infecte, leurs muscles sont plus maigres, plus agiles. Ils voyagent presque toujours, se montrent susceptibles de civilisation, aiment l'indépendance et se rapprochent, sous quelques rapports, des races européennes les moins intelligentes. Le visage triangulaire des *Hottentots* et des *Papous*, la dépression de leur front, leur museau prolongé, l'étroitesse de leur angle facial, l'écrasement de leur nez, le gonflement hideux de leurs lèvres, le noir livide de leur peau ; les mamelles et les nymphes pendantes de leurs femmes ; les loupes graisseuses propres à quelques hordes de ces dernières et situées à la partie inférieure du dos, l'incapacité morale absolue, la paresse, la saleté, la vie tout animale de cette lignée sauvage la placent au degré le plus inférieur de l'espèce humaine. Elle ne connaît point l'être suprême ; à peine adore-t-elle quelques fétiches grossiers. Son larynx conformé d'une manière analogue à celui des orangs-outangs ne lui permet, pour tout langage, qu'une sorte de gloussement fort singulier. Les Hottentots et les Papous se divisent en une infinité de petites hordes qui vivent de viandes crues, de poissons et de racines.

A la suite de toutes ces grandes familles, nous ne placerons pas les *Crétins* du Valais, les *Cagots* des Pyrénées et les *Albinos* de l'Afrique, parce que ce sont des êtres faibles, infirmes, dégradés, rebut de l'espèce humaine, vivant à part, en dehors d'une société qui les rejette de son sein. Ce qu'on a dit de l'existence des géans et des pygmées doit être placé au rang des fables. Certaines peuplades, telles que les Patagons, présentent des individus hauts de six à sept pieds, mais je ne sache pas qu'on ait jamais observé des tailles plus élevées. D'autres peuples, comme les Lapons, offrent en moins ce que les Patagons ont en plus. Leur stature ne dépasse pas quatre pieds et demi. On en voit même qui ont moins de quatre pieds sans être pour cela moins robustes. Les nains sont ordinairement des êtres mal conformés, scrophuleux, rachitiques, véritables erreurs de la nature.

DES TEMPÉRAMENS.

Indépendamment des différences bien tranchées que nous venons de signaler entreles races humaines, les hommes ont chacun leur individualité, leur caractère physique et moral particulier. Les organes dont le corps se compose varient à l'infini dans leurs proportions et leurs rapports; plusvolumineux et plus actifs chez les uns, ils manquent d'énergie chez les autres, en sorte qu'il serait impossible de trouver deux êtres parfaitement identiques. On appelle *tempérament* la prédominance d'action d'un système d'organes sur tous les autres, sans que pour cela la santé puisse en souffrir.

Les anciens admettaient une infinité de *tempéramens*, tels que le *vital*, le *chaud*, le *froid*, le *tempéré*, l'*humide*, le *sec*, le *sanguin*, le *bilieux*, l'*atrabilaire*, le *phlegmatique*, etc. Selon eux, le *tempérament tempéré*, espèce de jeu de mots qui n'a point sa signification dans la nature, devait produire une santé parfaite. Depuis les Grecs et les Romains qu'un manque de notions certaines en anatomie devait entraîner à de graves erreurs, les médecins ont admis un nombre varié de tempéramens où les humeurs et les solides jouaient un grand rôle, selon que la girouette médicale était tournée à l'humorisme ou au solidisme. De nos jours, quelques auteurs recommandables n'admettent que trois tempéramens, le *sanguin*, le *nerveux* et le *lymphatique*; d'autres en ajoutent un quatrième, le *musculaire*, un cinquième, le *bilieux*, et un sixième, le *génital*.

Enumération des divers tempéramens. Toutes ces espèces de *tempéramens* sont à la fois naturelles, acquises et composées. Le *tempérament* naturel et simple n'existe nulle part. Son existence suppose une combinaison métaphysique de principes invariables; combinaison impossible, dans un corps sujet aux vicissitudes, qui paie sans cesse à la nature les frais de son existence, et qui ne peut et ne doit avoir qu'un état stationnaire.

Le changement de climat, le genre de vie, le côté physique et moral de l'individu, sont les causes du *tempérament* acquis; la multiplicité de ces causes réunies, rend le *tempérament* de plus en plus composé ; mais la somme de ces variétés rentre dans l'unité, dans l'uniformité de la *constitution* primordiale ; et les différences, qui appartiennent en propre à chaque sujet, sont précisément ce qu'on appelle l'*idiosyncrasie* individuelle.

DU TEMPÉRAMENT SANGUIN.

Caractère physique de l'homme sanguin. Une physionomie animée ; des yeux ordinairement bleus ; un beau corps, dont la stature est élevée ; des chairs qui ne sont, ni trop fermes, ni trop molles, ni trop garnies de poils ; des cheveux châtains ; une couleur agréable et vermeille ; des membres souples et agiles, peu propres aux travaux pénibles ; des *veines* larges et bleues, remplies d'un *sang* qui circule aisément ; un *pouls vif*, mais doux et *uniforme*, sont les signes individuels du *tempérament* que nous appelons *sanguin*, tempérament caractérisé par la prédominance de l'appareil circulatoire et respiratoire sur les autres organes.

L'homme *sanguin* exerce toutes ses *fonctions* avec une facilité admirable : il a bon appétit, sans cependant être aussi vorace que l'homme *bilieux* : il digère bien et lentement ; il a le ventre libre ; mais il urine peu, parce qu'il *transpire* aisément.

Caractère moral de l'homme sanguin. L'homme *sanguin* est bon, franc, brave, courageux ; la vivacité, l'enjouement, la douceur et l'aménité, forment son caractère ; son imagination est brillante, sa mémoire facile. Il a beaucoup d'intelligence, des idées heureuses et promptes, un jugement vif, des expressions aisées ; il aime le luxe, les plaisirs, la table, les femmes. Toutes les affaires de cœur ont un empire absolu sur lui. Son amour a beaucoup de délicatesse ; mais indiscret, inconstant, il a plutôt des goûts que des *passions* ; il est plus propre à faire des connaissances que des amis. Aussi étourdi que sensible, il n'aime pas qu'on lui résiste ; il s'emporte aisément, et se calme de même. Presque tous ceux que l'on appelle gens d'esprit sont de ce *tempérament*.

Les sciences abstraites, les méditations profondes et suivies, tout ce qui demande de la constance et de l'opiniâtreté dans le travail, donne du dégoût à l'homme *sanguin* : comme il saisit vivement tous les objets, il les quitte de même : c'est l'image du papillon. Mais il excelle dans toutes les sciences agréables, dans tous les arts de goût. Son imagination douce et riante, le rend naturellement enclin à la poésie, à la peinture, à la musique. Presque toutes ses productions sont gracieuses. La bonté de sa *constitution* n'est cependant pas un titre pour vivre long-temps : la sensibilité et la vivacité qui lui sont propres, abrègent considérablement ses jours. Broussais pense que le tempérament sanguin existe quelquefois sans coloris à la face, avec un cœur petit, des veines peu volumineuses et un pouls médiocre. Quand une constitution gastrique vient se joindre à ce tempérament, l'assimilation, l'hématose acquièrent une activité très-grande ; une force supérieure anime tous les organes, et les yeux, les cheveux et la peau prennent une teinte brune assez prononcée.

L'existence du tempérament sanguin n'avait point échappé aux médecins de l'antiquité. Ils le croyaient dû à la combinaison du chaud et de l'humide, voulant sans doute exprimer, autant que le permettait le langage si peu avancé des sciences, qu'il fallait, pour que les caractères de cette constitution fussent réels, qu'il y eût coïncidence parfaite entre l'énergie du système circulatoire et la mollesse du système lymphatique. C'était exprimer d'une manière inintelligible une pensée juste et profonde. Voulez-vous reconnaître les traits physiques de l'homme sanguin, contemplez les statues d'Apollon, de Bacchus et d'Antinoüs ; désirez-vous être initié aux bizarres fantaisies de son moral, à la fougue de son caractère, à l'entraînement de ses passions, lisez la vie d'Alcibiade, de Marc-Antoine, d'Henri IV, de Louis XIV, de Regnard et de Mirabeau. Les maladies des individus sanguins sont ordinairement aiguës ; elles durent peu ; une fièvre violente se manifeste ; mais les saignées, les antiphlogistiques, la diète se montrent d'un puissant secours, et, à moins d'une altération organique profonde, l'équilibre se rétablit bientôt dans l'économie.

TEMPÉRAMENT ATHLÉTIQUE OU MUSCULAIRE.

Caractère physique et moral de l'homme sanguin. Lorsque l'individu doué d'un tempérament sanguin se trouve dans des circonstances favorables au développement des organes locomoteurs, lorsqu'un cœur volumineux, un pouls fort et vibrant coïncident avec tous les signes extérieurs de la force et de la virilité, on a l'image du tempérament athlétique. Cette constitution est caractérisée par la petitesse de la tête, l'épaisseur du cou, la largeur des épaules, l'amplitude de la poitrine, la solidité des hanches, l'évasement du bassin, la saillie des muscles, des tendons et des veines extérieures. Les personnes auxquelles ce tempérament est dévolu ont ordinairement une stature ramassée, un embonpoint médiocre, une peau dure, jaunâtre et souvent chargée de poils, quoiqu'il existe des hommes très-forts, à muscles vigoureux et dont la peau présente une blancheur extrême. Peu intelligent, peu fait pour la méditation, l'athlète frappe plutôt qu'il ne discute. Son appétit est grand, sa digestion facile, son sentiment obtus. Il s'émeut difficilement, mais, une fois irrité, c'est un lion en fureur que rien ne saurait apaiser. « L'hercule Farnèse nous présente le modèle des attributs physiques de cette constitution particulière du corps ; et ce que la fabuleuse antiquité nous raconte des exploits de ce demi-dieu, nous donne l'idée des dispositions morales qui l'accompagnent. Dans l'histoire de ses douze travaux, sans calcul, sans réflexion et comme par instinct, on le voit courageux parce qu'il est fort, cherchant les obstacles pour les vaincre, certain d'écraser tout ce qui lui résiste, mais joignant à de si grandes forces si peu de finesse, qu'il est trompé par tous les rois qu'il sert et par toutes les femmes qu'il aime. » (Richerand.)

Les maladies auxquelles se trouvent exposés les individus doués du tempéramment musculaire sont arres et résident presque toutes dans l'appareil cuiculatoire, comme celles des individus sanguins. Elles présentent une telle violence qu'il faut une médication très-énergique pour les arrêter dans leur marche.

DU TEMPÉRAMENT. BILIEUX.

Caractère physique de l'homme bilieux. Lorsque l'appareil sécréteur de la bile , composé du foie et de ses dépendances, possède une prédominance d'action sur les autres viscères , le tempérament devient bilieux.

L'homme *bilieux* n'a pas ordinairement une taille avantageuse., ni un fort embonpoint; mais il est *nerveux*, bien *musclé*. Ses *os* sont gros , ses chairs compactes ; sa *peau* aride et sèche, est d'un rouge foncé, brun , olivâtre et quelquefois noir. Les poils qui la couvrent., ont la couleur des cheveux, qui sont presque toujours noirs et crépus. Le *bilieux* n'est pas beau ; il a le cou gros, la bouche grande., les lèvres desséchées , l'haleine chaude, forte , le nez épaté, les yeux noirs et per-çans , la poitrine large.

Toutes les *fonctions vitales* se font promptement et fortement dans l'homme *bilieux* : son *pouls* est prompt , *élastique*, sec, roide. Il mange beaucoup , *digère* vite et facilement ; *transpire* à peine; ses *urines* sont peu abondantes , acres et colorées ; ses matières fécales brunes et dures ; son corps est plutôt maigre que gras ; son sommeil court.

Caractère moral de l'homme bilieux. Le *bilieux* est , de tous les hommes, celui qui est le plus amoureux , l'amour est pour lui une affaire capitale.

Il veut être aimé seul, parce qu'il aime passion-
nément, et porte souvent la jalousie jusqu'à la fureur ; il est le plus vigoureux des hommes, et conserve long-temps cette vigueur ; il est aussi le plus
propre à faire concevoir, pourvu que la femme soit
d'un *tempérament sanguin* : si elle est d'un *tempérament bilieux*, elle est la plus amoureuse des
femmes, et l'on sait que trop de vivacité de part et
d'autre, est un obstacle à la *conception*. Les *bilieux*
n'ont point la gaieté et l'enjouement des personnes
sanguines ; toutes leurs *passions* sont grandes et
fortes, ils sont très-sensibles, très-prompts à s'en-
flammer ; ils sont constants, fermes, inexorables :
leur colère est celle d'*Achille*, leur haine celle de
Coriolan ; leur amour tient de la manie : leur imagination est belle et sublime ; leur jugement est
moins facile que celui des hommes *sanguins ;* mais
il est plus utile, plus sûr, plus réfléchi : ils ont plus
de génie que d'esprit. Ce génie est vaste, profond,
propre à toutes les sciences abstraites ; quelquefois
ces qualités précieuses sont altérées par un peu de
dureté. Un *bilieux* est presque toujours entêté et
opiniâtre dans ce qu'il veut, ce qu'il pense, ce qu'il
juge : son caractère inflexible le rend désagréable à la
société ; il la fuit, la déteste, et il en est de son
antipathie, comme de l'ennui ; quand on le donne,
on le reçoit.

C'est au nombre des bilieux que doivent être
rangés tous les hommes, qui, à des époques différentes, ont bouleversé les empires, ou racheté
de grands crimes par d'éclatantes vertus. Alexandre,
Jules-César, Brutus, Mahomet, Charles XII, le

czar Pierre, Cromwel, Sixte V, le cardinal de Richelieu, Napoléon, avaient le tempérament dont nous parlons. Capables de la dissimulation la plus profonde, armés d'une constance à toute épreuve, d'un courage que rien ne saurait ébranler, calculant jusqu'aux plus petites choses, mettant à profit les moindres circonstances, sachant maîtriser les événemens et les hommes, mais colères, vindicatifs, entêtés, les bilieux semblent nés pour dominer le monde et montrer toute la puissance du génie. Ils vivent très-longtemps; mais deviennent *mélancoliques* à l'âge de quarante ou de quarante-cinq ans. A l'ouverture de leur cadavre, on trouve un foie volumineux et une vésicule biliaire développée. Ces organes, toutes choses égales d'ailleurs, acquièrent d'autant plus de volume qu'un individu se livre plus souvent aux plaisirs de l'amour, aux jouissances de la table ou que sa mélancolie habituelle l'entraîne à des méditations trop profondes, à des veilles trop prolongées. Les pays chauds prédisposent singulièrement à la constitution bilieuse dont l'exagération amène ce qu'on entend par fièvre bilieuse, fièvre jaune, jaunisse, maladies où le foie, le duodénum et l'estomac sont affectés.

DU TEMPÉRAMENT NERVEUX.

Caractère physique et moral de l'homme nerveux. Le vulgaire attache au mot nerveux l'idée de la vigueur et de la force athlétique; c'est une erreur grave due à ce qu'il prend les nerfs pour les muscles. Les personnes douées du tempérament nerveux ont des formes peu saillantes, des extrémités grêles, des articulations à peine prononcées ; elles portent un cerveau volumineux, sont d'une taille élancée, fine et déliée ; leurs mouvemens ont beaucoup de souplesse et de grâce ; leurs regards sont vifs, leurs idées promptes ; elles s'expriment ordinairement avec facilité, montrent plus d'esprit que de jugement, plus d'imagination que de profondeur. Nées pour les travaux intellectuels, tous les genres d'étude ne leur conviennent pas. Il faut à leur caractère mobile des compositions pour lesquelles la plume et le pinceau puissent glisser avec rapidité ; elles tourneront les difficultés plutôt qu'elles ne les aborderont en face, et bientôt elles se lasseront d'une entreprise quelque séduisante qu'elle leur ait paru d'abord, si elles y rencontrent des obstacles imprévus. Le roman, le vaudeville, la poésie légère, la musique agréable gracieusement motivée, la peinture du genre, la danse constituent les genres qu'une personne nerveuse cultive avec le plus d'avantage. Rarement elle excelle sur un point, mais elle apprend vite, saisit avec rapidité les rapports qu'on lui fait entrevoir et trouve le secret de paraître profonde lorsque son esprit impatient ne fait que glisser à la superficie des choses. Les tempéramens nerveux font le charme de la société et le tourment de la vie intérieure. Aimables au dehors, par la distraction qu'ils trouvent et les jouissances d'amour-propre qu'ils se procurent, ils introduisent dans le commerce de la vie intime une bizarrerie d'humeur contre laquelle échoue quelquefois la patience la plus éprouvée. Les hommes délicats, usés par le chagrin, les passions de la jeunesse ou par de longues études sont ordinairement doués d'un tempérament nerveux, mais il est beaucoup plus commun chez les personnes du sexe. La femme du monde l'acquiert par ses habitudes molles et sédentaires, lors même que la nature ne l'en a point pourvue, et, à moins de changer tout-à-fait de manière d'être, de vivre à la campagne, de ne pas laisser le corps s'épuiser en exercices exclusivement consacrés à l'esprit, rien ne saurait empêcher le système nerveux de s'irriter au point d'engendrer une foule d'affections longues et pénibles, telles que l'hystérie, la gastralgie, l'entéralgie, l'hémicranie, les névralgies, les spasmes, les convulsions, etc.

Les personnes nerveuses dorment très-peu. Leur sommeil n'est jamais calme. Des soubresauts, des rêves pénibles les assiégent. Souvent même le sommeil devient pour elles plus fatiguant que la veille. Leurs fonctions ne s'exercent pas avec régularité, leurs maladies se compliquent de phénomènes cérébraux, leur vie n'est souvent qu'un long *souffrir*, quoiqu'il soit impossible de signaler la lésion d'un organe. Ces individus présentent un pouls filiforme et irrégulier, une respiration courte, quelquefois des battemens de cœur d'une violence extrême, alternant avec une lenteur circulatoire remarquable. Les odeurs, la musique, les changemens brusques de température, les grands froids, les grandes chaleurs et les grands vents ébranlent, d'une manière soudaine, les personnes nerveuses.

Une mère douée de ce tempérament ne saurait être bonne nourrice; quelle que soit la tendresse dont elle entoure son enfant, elle ne peut le garantir

Conditions de la Souscription.

L'ouvrage complet formera CINQ VOLUMES IN–8° de 36 feuilles d'impression environ chacun, imprimé sur beau papier des Vosges, enrichi de plusieurs planches d'anatomie, et paraît par livraisons de 6 feuilles ou 96 pages, sans les planches.

PRIX DE LA LIVRAISON, 1 fr. planches comprises.

Six livraisons feront un volume.

Nota. Il paraîtra une livraison tous les mois. Le premier volume publié, les planches formeront une livraison à part qui se paiera 3 fr. pour les personnes qui n'auront pas souscrit avant cette époque.

ON NE PAIE RIEN D'AVANCE.

NANCY, IMPRIMERIE DE THOMAS, RUE SAINT–DIZIER.